科学的根拠にもとづく、症状に応じた食事と栄養

潰瘍性大腸炎・クローン病の
今すぐ使える 安心レシピ

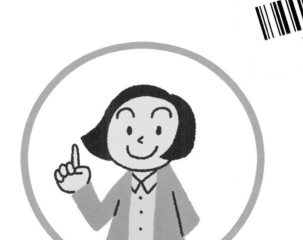

管理栄養士	医師
宮﨑 拓郎	山本 隆行
中東 真紀	堀田 伸勝
杉原 康平	下山 貴寛

講談社

執筆者一覧

宮﨑拓郎
（株式会社グッテ代表取締役，米国登録栄養士）

中東真紀
（機能強化型認定栄養ケア・ステーション鈴鹿代表，ナフス株式会社栄養開発室室長，みえIBD患者会事務局代表，管理栄養士）

杉原康平
（大阪大学免疫学フロンティア研究センター（IFReC）助教，管理栄養士）

山本隆行
（独立行法人地域医療機能推進機構四日市羽津医療センター副院長兼IBDセンター長，消化器外科医師）

堀田伸勝
（ほりた内科・胃腸内視鏡クリニック院長，消化器内科医師）

下山貴寛
（独立行法人地域医療機能推進機構四日市羽津医療センター外科医員，消化器外科医師）

レシピ担当一覧

レ シ ピ：中東真紀

調理監修：中東真紀，宮﨑拓郎

調　　理：中東真紀，竹尾圭子（滋賀県立総合病院栄養指導部 管理栄養士）
**　　　　　戸上真希，森島かりん，山田愛華，佐々木椋子，清水麻理奈，須田朱音，
　　　　　亀井萌香，早川奈那，川喜田実沙，近藤彩果，吉澤茉子，村尾瞳，
　　　　　松井萌々香，石原瑞己**

料理撮影：福島経彦，中東真紀

ブックデザイン・本文デザイン・イラスト　**おのみさ**

はじめに

　2019年にアメリカから帰国して以後，日本で出会った多くの潰瘍性大腸炎やクローン病の炎症性腸疾患（IBD）患者さんから「病気になったから食事は楽しめない」「ずっと低脂質を続けなければならない」といった言葉を聞いてきました。確かに一部の患者さんや炎症を伴う活動期の患者さんは食事を制限しなければならないこともありますが，症状が落ち着いている寛解期には多くの患者さんが食事を楽しめます。また，栄養学の科学的根拠の観点でもバランスのよい食事が推奨されています。

　多くのIBD患者さんが同じ食事を続けなければならないと考えている理由を考えたときに，日本ではIBD患者さんが外来で食事指導を受ける機会が少ないのではと考えました。また，IBD関連の書籍はレシピを中心としたものが多く，IBDの症状に応じた適切な食事やその科学的根拠を解説した書籍が少ないことに気がつきました。

　そこで，日本で長年IBD患者さんの食事指導に携わってきた鈴鹿医療科学大学准教授の中東先生，ミシガン大学消化器内科でIBDの研究に深く携わっている杉原先生，そして消化器内科・外科で日々IBD患者さんと向き合っている消化器専門医の山本先生，堀田先生，下山先生と共同で本書を執筆させていただきました。

　本書の特徴は，患者さんやそのご家族らがIBDとうまく付き合っていくための病気の基礎知識や食事と栄養に関する情報を科学的根拠に基づいてわかりやすく解説していることに加え，適切な食事をいかに生活のなかで実践していくのかに焦点を当てていることです。症状が安定している寛解期，炎症を伴う活動期ごとの食品や調理法の選択に加え，手術後の食事や便秘・下痢に対する食事（低フォドマップ食など）も網羅しています。さらに，現在わかっているプロバイオティクスや食品添加物，経腸栄養剤の科学的根拠も解説しました。また患者さんやそのご家族の方の体験談も掲載しましたので，特にIBDの診断を受けた直後の患者さんやご家族を勇気づける内容となっています。

　IBDの食事に関して迷ったときはぜひこの本を見てみてください。必ずヒントが見つかると思います。そして，この本を手にとった皆さんがIBDとうまく付き合いながら，安心して，充実した人生を送られることを心から祈っています。最後に本書の企画・執筆・編集で大変お世話になりました堀恭子様，イラストレーターのおのみさ様，その他本書の制作に携わっていただいたすべての方に厚く御礼申し上げます。

2021年6月

著者代表　宮﨑拓郎

目 次

Part 1

病気の基礎知識

1 炎症性腸疾患（IBD）について

❶ IBD の概要

炎症性腸疾患（Inflammatory bowel disease；IBD）は，主に潰瘍性大腸炎（Ulcerative colitis；UC）とクローン病（Crohn's disease；CD）に分けられます。発症の原因がわかっておらず，遺伝子，食事，腸内細菌，体内の免疫のシステムなど，さまざまな要因が影響を与えていると考えられています。IBD はいまだ完治できる治療法がなく，国の難病に指定されており，生涯にわたる治療が必要です。

❷ IBD の患者数

世界ではヨーロッパや北米が，最も IBD の患者さんが多い地域となっています。一方でアフリカ，南アメリカや日本を含むアジアの地域では，以前は IBD の患者さんの数は少なかったのですが，近年は患者さんの数が急増しています[1]。厚生労働省の IBD 研究班によると，日本の潰瘍性大腸炎患者数は約 22 万人，クローン病患者数は約 7 万人で，現在も増加が続いているといわれています。

❸ 潰瘍性大腸炎とクローン病の違い

この 2 つの病気には，共通する点と異なる点があります。共通する点は「若い年齢の患者さんが多く，病状の悪化（再燃）する期間と安定（寛解）する期間を生涯くり返すこと」です。一方，この 2 つの病気の最も大きな違いは炎症が起こる部位です（表1）。潰瘍性大腸炎は「大腸」にびらんや潰瘍と呼ばれる病変が起きますが，クローン病は「口や食道，胃，十二指腸，小腸，大腸，肛門などのすべての消化管」に病変が起きることがあります。

● 表1 潰瘍性大腸炎とクローン病の違い ●

	潰瘍性大腸炎	クローン病
発症	10 〜 20 代などの若い年齢での発症が多い	
男女比	1 対 1	2 対 1
病態	炎症が起きる再燃と炎症が治る寛解をくり返す	
炎症が起きる臓器	大腸	小腸（いちばん多い） 大腸 その他すべての消化管
主な症状	腹痛，下痢，血便	腹痛，下痢，体重減少，肛門病変

② IBD の特徴と内科的な治療について

❶ 潰瘍性大腸炎の特徴，診断，内科的な治療

1. 特　徴

　潰瘍性大腸炎は「大腸に病変が生じる」病気です。そのため名称に「大腸炎」という言葉が含まれています。消化管以外にも眼，皮膚，関節などさまざまな部位に関節炎などの腸管外合併症といわれる症状を起こす可能性があります。

　病変は基本的に大腸の最も肛門に近い「直腸」に生じます。その直腸から大腸の炎症がはじまり，その後，連続的により大腸の深い部分であるS状結腸，下行結腸，横行結腸，上行結腸，盲腸と呼ばれる部分に広がっていく特徴があります。病気が診断されてから長い年数が経過すると大腸がんのリスクが上がるため，定期的に内視鏡検査をすることがとても大切です。

2. 診　断

　潰瘍性大腸炎の主な症状は下痢，血便です。これは大腸にびらんや潰瘍といわれる，粘膜がただれた状態が生じることが原因です。しかし同じような症状が起きる病気は他にもあるので，医師は「他の病気かどうか」を必ず調べます。具体的には，食事内容，これまでの病気の状況の確認や血液検査，便の検査，さらに内視鏡検査などを行い，最終的に診断を行います。

　診断の際には，便回数，血便の回数，発熱，脈拍，貧血，血液の炎症所見の6項目を調べることで，病状の程度が「軽症，中等症，重症」のいずれかに分類されます。また重症のなかでも特に症状が激しい病状を「劇症型」と呼びます。さらに大腸の炎症が生じている部位により「直腸炎型，左側大腸炎型，全大腸炎型」に分類されます（**図 1**）。

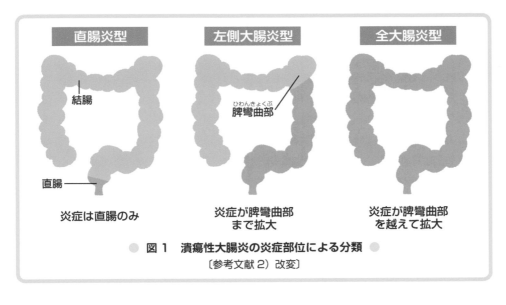

● 図 1　潰瘍性大腸炎の炎症部位による分類 ●
〔参考文献 2）改変〕

3. 治療方針

　IBD の治療に共通するポイントとして，病状が悪化している時期と安定している時期で治療の目的と内容が異なることです。ひとつは病状が悪化しているときに炎症を抑え込む「寛解導入療法」であり，もうひとつは炎症が治まって病状が落ち着いた状態を保つ「寛解維持療法」です（**図2**）。

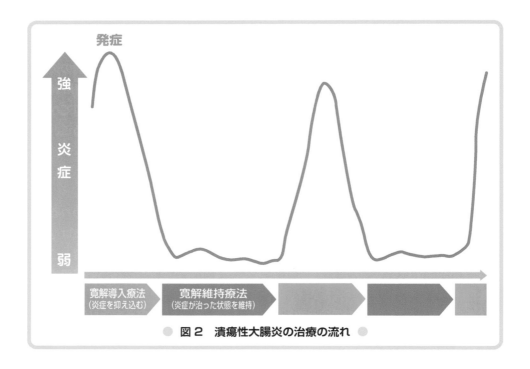

● **図2　潰瘍性大腸炎の治療の流れ** ●

4. 治　療

　炎症の部位から決められる病型（直腸炎型，左側大腸炎型，全大腸炎型）と病状の程度である重症度（軽症，中等症，重症，劇症）を評価することが治療を決める最初の段階です。その結果に基づき寛解導入療法，寛解維持療法が行われます。また重症や劇症の場合には緊急手術が必要になることもあります。

　実際の治療薬では，基本的にどの病型であっても 5-ASA 製剤（メサラジン，サラゾスルファピリジン）の局所製剤（坐剤, 注腸剤），または経口剤（メサラジン時間依存性製剤，メサラジン pH 依存性製剤，サラゾスルファピリジン）などが使用されます。さらにそれらで改善しない場合にはステロイド製剤やカロテグラストメチル，免疫調節薬（アザチオプリン），血球成分除去療法，生物学的製剤（インフリキシマブ，アダリムマブ，ゴリムマブ，ベドリズマブ，ウステキヌマブ），トファシチニブ，フィルゴチニブ，ウパダシチニブ，タクロリムスなどの薬剤が用いられます（**表2**）。

寛解導入療法

	軽症	中等症	重症	劇症
左側大腸炎型・全大腸炎型	・経口剤：5-ASA 製剤 ・注腸剤：5-ASA 注腸，ステロイド注腸 ・フォーム剤：ブデソニド注腸フォーム剤 ＊直腸部に炎症がある場合はペンタサ®坐剤が有用	・ステロイド経口（5-ASA 不応・炎症反応が強い場合） ＊改善しない場合は重症またはステロイド抵抗例の治療を検討 ・カロテグラストメチル（5-ASA 不応・不耐例）	・ステロイド大量静注療法 ＊改善しない場合は，劇症またはステロイド抵抗例の治療検討	・緊急手術 ・ステロイド大量静注療法 ・タクロリムス経口 ・シクロスポリン持続静注療法（保険適応外） ・インフリキシマブ
直腸炎型	・経口剤：5-ASA 製剤 ・坐　剤：5-ASA 坐剤，ステロイド坐剤 ・注腸剤：5-ASA 注腸，ステロイド注腸 ・フォーム剤：ブデソニド注腸フォーム剤		※安易なステロイド全身投与は避ける	

	ステロイド依存例		ステロイド抵抗例（中等症・重症）	
難治例	免疫調節薬：アザチオプリン・6-MP（保険適応外） （改善しない場合） 血球成分除去療法・タクロリムス経口・インフリキシマブ・アダリムマブ・ゴリムマブ・トファシチニブ・フィルゴチニブ・ウパダシチニブ・ベドリズマブ・ウステキヌマブ点滴静注（初回のみ） ＊トファシチニブ・ウパダシチニブはチオプリン製剤との併用禁止		・血球成分除去療法・タクロリムス経口・インフリキシマブ・アダリムマブ・ゴリムマブ・トファシチニブ・フィルゴチニブ・ウパダシチニブ・ベドリズマブ・ウステキヌマブ点滴静注（初回のみ） ・シクロスポリン持続静注療法（保険適応外，重症・劇症の場合のみ） ＊炎症反応が強い重症例や経口摂取不可能な劇症例にはインフリキシマブ，タクロリムス経口投与，シクロスポリン持続静注（保険適応外）を優先選択	

寛解維持療法

非難治例	難治例
5-ASA 製剤（経口剤・注腸剤・坐剤）	5-ASA 製剤（経口剤・注腸剤・坐剤）・免疫調節薬（アザチオプリン・6-MP（保険適応外））・インフリキシマブ・アダリムマブ・ゴリムマブ・トファシチニブ・フィルゴチニブ・ウパダシチニブ・ベドリズマブ・ウステキヌマブ皮下注射

〈薬剤名〉
5-ASA 経口剤（ペンタサ®顆粒/錠，アサコール®錠，サラゾピリン®錠，リアルダ®錠），5-ASA 注腸剤（ペンタサ®注腸），5-ASA 坐剤（ペンタサ®坐剤，サラゾピリン®坐剤），ステロイド注腸剤（プレドネマ®注腸，ステロネマ®注腸），ブデソニド注腸フォーム剤（レクタブル®注腸フォーム），ステロイド坐剤（リンデロン®坐剤），タクロリムス経口（プログラフ®），シクロスポリン（サンディミュン®），アザチオプリン（イムラン・アザニン®など），6-MP（ロイケリン®），インフリキシマブ（レミケード®），アダリムマブ（ヒュミラ®），ゴリムマブ（シンポニー®），ウステキヌマブ点滴静注（ステラーラ®）トファシチニブ（ゼルヤンツ），ベドリズマブ点滴静注（エンタイビオ®），カロテグラストメチル（カログラ®錠），フィルゴチニブ（ジセレカ®錠），ウパダシチニブ（リンヴォック®錠）
〔参考文献 3）を改変〕

❷ クローン病の特徴，診断，内科的な治療

1. 特　徴

　潰瘍性大腸炎は「大腸に病変が生じる」というのが大切なポイントでしたが，クローン病は「小腸」に最も病変が生じやすく，さらに「食道，胃，十二指腸，大腸」などすべての消化管に病変が生じる可能性がある病気です。

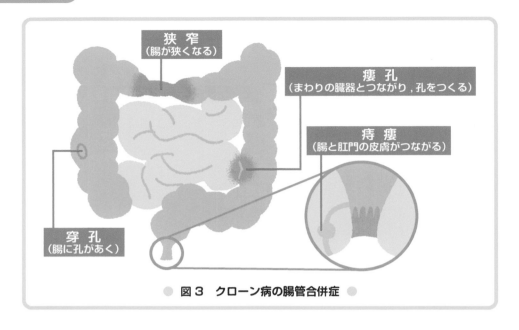

● 図3　クローン病の腸管合併症 ●

（図中ラベル）
狭窄（腸が狭くなる）
瘻孔（まわりの臓器とつながり，孔をつくる）
痔瘻（腸と肛門の皮膚がつながる）
穿孔（腸に孔があく）

　病変はびらんや潰瘍だけではなく，消化管に孔が開いてしまう穿孔性病変，腸が狭くなる 狭 窄，消化管がまわりの臓器とつながって孔をつくってしまう瘻孔性病変や膿をつくってしまうことがあります。さらに関節炎などの腸管外合併症や痔瘻，肛門周囲膿瘍などの肛門の病変を生じることがあるのも特徴です（**図3**）。また潰瘍性大腸炎と同様にクローン病も病気が診断されてから長い年数が経過すると，小腸や大腸，さらには肛門部にがんが生じる可能性があるので，定期的な検査を続けることがとても大切です。

2. 診　断

　主に若い年齢の方に生じる腹痛，下痢，発熱，体重減少，肛門の病変などがクローン病と診断されるきっかけとなります。これらの症状がみられたときに，感染性腸炎などの他の病気を除外するために食事内容，抗生物質使用歴などを確認し，お腹，肛門や皮膚などを含めた診察を行います。その後に血液検査，便の検査，胃カメラや大腸カメラ，CT，MRI，小腸X線造影検査，小腸カプセル内視鏡や小腸内視鏡検査を必要に応じて行います。そしてこれらの検査でクローン病に特徴的な病変を確認することで確定診断に至ります。確定診断後には病型（小腸型：病変が小腸のみ，小腸大腸型：病変が小腸と大腸の両方，大腸型：病変が大腸のみ）と重症度（軽症，中等症，重症）の判定を行います。

3. 治療方針

　潰瘍性大腸炎の治療と同様に，炎症を抑え込む「寛解導入療法」と炎症が落ち着いて病状が安定した状態を保つための「寛解維持療法」を区別して考えることが大切です。治療は，重症度判定に基づいて，寛解導入療法，寛解維持療法が選択されます。さらにクローン病では薬物治療だけではなく栄養療法も大切な治療法のひとつです。一方で，肛門部に膿がたまる肛門周囲膿瘍が生じている場合には，手術により肛門部の治療を行った後に薬物療法で治療します。

4. 治療（表3）

　軽症から中等症では，ステロイド経口剤（ブデソニド）または 5-ASA 経口剤（ペンタサ®など）が使用されます。また栄養療法も行われます。中等症から重症では，軽症から中等症の治療方法に加えて，ステロイド経口剤（プレドニゾロン）や抗菌薬（メトロニダゾール，シプロフロキサシンなど）などの薬剤を用いることがあります。またこれらの治療を使用しても，寛解導入が困難な場合には他の治療方法（インフリキシマブなど）を使

● 表3　クローン病の重症度，病変別の内科的治療 ●

寛解導入療法		
軽症〜中等症	中等症〜重症	重症（病勢が重篤，高度な合併症を有する場合）
薬物療法 • ブデソニド • 5-ASA 製剤 **栄養療法（経腸栄養療法）** 許容性があれば栄養療法 • 成分栄養剤（エレンタール®） • 消化態栄養剤（ツインライン® など）	**薬物療法** • 経口ステロイド（プレドニゾロン） • 抗菌薬（メトロニダゾール，シプロフロキサシン（ともに保険適応外）など） ※ステロイド減量・離脱が困難：アザチオプリン，6-MP（保険適応外） ※ステロイド・栄養療法などが無効/不耐：インフリキシマブ・アダリムマブ・ウステキヌマブ・ベドリズマブ・リサンキズマブ **栄養療法（経腸栄養療法）** • 成分栄養剤（エレンタール®） • 消化態栄養剤（ツインライン® など） **血球成分除去療法の併用** • 顆粒球吸着療法（アダカラム®） ※通常治療で効果不十分・不耐で大腸病変に起因する症状が残る症例に適応	**外科治療** **薬物療法** • ステロイド経口または静注 • インフリキシマブ・アダリムマブ・ウステキヌマブ・ベドリズマブ・リサンキズマブ（通常治療抵抗例） **栄養療法** • 絶食のうえ，完全静脈栄養法（合併症や重症度が特に高い場合） • 経腸栄養療法（合併症改善の場合） • インフリキシマブ・アダリムマブ・ウステキヌマブ・ベドリズマブ・リサンキズマブを併用（通過障害や膿瘍がない場合）

寛解維持療法	肛門病変の治療	狭窄/瘻孔の治療	術後の再発予防
薬物療法 • 5-ASA 製剤 • アザチオプリン • 6-MP（保険適応外） • インフリキシマブ・アダリムマブ・ウステキヌマブ・ベドリズマブ（上記薬剤で寛解導入例で可） **在宅経腸栄養療法** • エレンタール® 　ツインライン® など	**【痔瘻・肛門周囲膿瘍】** • 外科治療 • メトロニダゾール（保険適応外），抗菌剤・抗生物質 • インフリキシマブ・アダリムマブ・ウステキヌマブ **【裂肛，肛門潰瘍】** • 外科治療 • 腸管病変に準じた内科的治療 **【肛門狭窄】** • 外科治療	**【狭窄】** • 外科治療 • 内科的治療により炎症を沈静化し，潰瘍が消失・縮小した時点で，内視鏡的バルーン拡張術 **【瘻孔】** • 外科治療 • インフリキシマブ，アダリムマブ • アザチオプリン	寛解維持療法に準ずる **薬物治療** • 5-ASA 製剤 • アザチオプリン • 6-MP（保険適応外） • インフリキシマブ・アダリムマブ **栄養療法** • 経腸栄養療法

〈薬剤名〉
ブデソニド（ゼンタコート®），5-ASA 経口剤（ペンタサ® 顆粒/錠，サラゾピリン® 錠（大腸病変），メトロニダゾール（フラジール®），シプロフロキサシン（シプロキサン®），アザチオプリン（イムラン®・アザニン®），6-MP（ロイケリン®），インフリキシマブ（レミケード®），アダリムマブ（ヒュミラ®），ウステキヌマブ（ステラーラ®），ベドリズマブ（エンタイビオ®），リサンキズマブ（スキリージ®）
〔参考文献 3）を改変〕

用し，大腸の病変に対しては血球成分除去療法と呼ばれる治療方法の併用が行われる場合もあります。また炎症が落ち着いた病状である「寛解」を保つための寛解維持療法としては，栄養療法や5-ASA経口剤に加えて，免疫調節薬（アザチオプリンなど）が用いられます。またインフリキシマブなどの生物学的製剤で寛解導入された場合には，同じ薬剤を用いて寛解維持療法をすることが可能です。

　クローン病は診断を受けてから手術が必要となることが珍しくありません。さらに手術後に病状が悪化して複数回の再手術が必要になることがあり，小腸切除をくり返すことで短腸症候群と呼ばれる状態になることがあります。その場合には食事で十分な栄養をとることが難しくなってしまうため，静脈栄養と呼ばれる点滴による栄養摂取が必要となることがあります。

参考文献
1）SC Ng, et al. Lancet；390（10114）：2769-2778. 2018
2）前本篤男. チーム医療につなげる！ IBD診療ビジュアルテキスト. 羊土社. 2016
3）厚生労働科学研究費補助金 難治性疾患政策研究事業「難治性炎症性腸管障害に関する調査研究」（久松班）：潰瘍性大腸炎・クローン病 診断基準・治療指針 令和4年度改訂版（令和5年3月31日）

❸ 外科的な治療について

　手術も大切な治療の選択肢のひとつになります。必要に応じて手術を行うことで社会復帰に寄与します。下記に各疾患の手術治療について説明します。

❶ 潰瘍性大腸炎の外科的な治療

1．手術適応

　潰瘍性大腸炎の手術適応には，手術が必要な絶対的適応と，患者さんのために手術を行ったほうがよい相対的適応があります[1]（**表4**）。

表4　潰瘍性大腸炎に対する手術適応

絶対的適応	相対的適応
穿孔	難治例
大量出血	薬剤による重篤な副作用
中毒性巨大結腸症	
癌・前癌病変	

〔参考文献1）を改変〕

（1）絶対的適応
穿孔：大腸が破れてしまい，お腹のなかが細菌で汚染され，激しい腹痛に襲われます。
大量出血：大腸からの出血が止まらない状態となり，血圧が維持できなくなります。
中毒性巨大結腸症：腸の動きが鈍くなり，腸管が拡張し，大腸内に毒素やガスがたまることで敗血症といわれる重篤な全身感染を引き起こし，穿孔するリスクが高くなります。

これらの状態になると，救命のために緊急手術を行う必要があります。

癌・前癌病変：潰瘍性大腸炎の癌や一部の前癌 病 変は手術の必要があります。

（2）相対的適応

潰瘍性大腸炎による腹痛・血便・瀕便・漏便などの症状によって頻回の入院が必要で，社会生活が満足に送れない場合や，薬剤の副作用によって日常生活に障害が起きている場合などは主治医と相談したうえで手術を行います。

2. 手 術

この病気の患者さんの特徴として，栄養状態が悪く，ステロイドや免疫抑制剤を投与されていることを考慮して，安全のために段階的に手術を行っていきます。

一般的な待機手術は 2 期分割手術を行い，緊急手術は 3 期分割手術を行います（**図 4**）。

（1）待機手術：2 期分割手術

1 期：大腸全摘＋回腸嚢肛門（管）吻合＋回腸人工肛門造設術

2 期：人工肛門閉鎖術

潰瘍性大腸炎の標準術式は大腸をすべて切除する必要（大腸全摘）があります。そのため，便を溜める機能をもたせる必要があるので，小腸の終末部を J 型に折りたたんで J 型回腸嚢という袋をつくり肛門部とつなぎます（回腸嚢肛門（管）吻合）。さらに吻合部を守るために人工肛門を一時的に造設し（人工肛門造設），約 3 か月後に 2 回目の手術で人工肛門を閉鎖します（人工肛門閉鎖）。

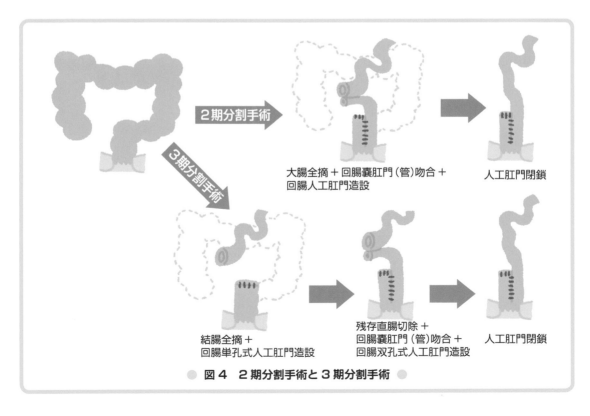

2 期分割手術

大腸全摘＋回腸嚢肛門（管）吻合＋回腸人工肛門造設

人工肛門閉鎖

3 期分割手術

結腸全摘＋回腸単孔式人工肛門造設

残存直腸切除＋回腸嚢肛門（管）吻合＋回腸双孔式人工肛門造設

人工肛門閉鎖

● **図 4　2 期分割手術と 3 期分割手術** ●

（2）緊急手術：3期分割手術

1期：結腸全摘＋回腸単孔式人工肛門造設術
2期：残存直腸切除＋回腸嚢肛門（管）吻合＋回腸双孔式人工肛門造設術
3期：人工肛門閉鎖術

　3期分割手術は緊急手術に適応されます。1回目で大部分の大腸である結腸を切除し（結腸全摘），人工肛門を造設します。全身状態が回復した時点で2回目の手術を行い，残った直腸を切除し（残存直腸切除），回腸嚢と肛門部を吻合し，さらに人工肛門を造設して吻合部を保護します。3回目の手術で人工肛門を閉鎖します。

3. 術後の生活

排便状態：大腸全摘術を行った場合，水分を吸収し便を固形にするはたらきをしていた大腸がないため，常に水様便から泥状便となり，排便回数が多くなります。しかし，時間経過とともに1年程度で6～8回程度に落ち着きます。多く感じるかもしれませんが，腹痛などがなく，手術前の状態よりも生活の質がよくなったと感じる患者さんが多いです。
脱水：大腸全摘後は術前よりも水分を多くとる必要があります。場合によっては脱水症状や全身倦怠感を感じて入院することもあります。夏場などはこまめな水分摂取が必要です。
腸閉塞：手術により癒着や腸管がねじれて便やガスが出なくなり，腹痛・嘔気・嘔吐症状に襲われます。よくならない場合は医療機関への受診をしましょう。予防のために繊維残渣が多い食事（30ページ参照）などは控えましょう。
回腸嚢炎：原因は不明ですが，回腸嚢に炎症が起こり，腹痛や血便などが起こることがあります（**図5**）。抗生剤の内服によって症状が改善することが多いですが，改善がない場合は潰瘍性大腸炎に準ずる治療を行うことがあります。

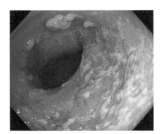

回腸嚢内に潰瘍性大腸炎と類似している病変が認められる。

● **図5　回腸嚢炎** ●

❷ クローン病の外科治療

1. 手術適応

　クローン病は多彩な病変を示すためその手術適応は多岐にわたります。ここでは代表的な手術適応[1]について説明します。

（1）狭窄

　慢性の炎症をくり返すことで腸管壁が線維化し，不可逆的に固くなります。食事後の腹痛や腸閉塞を引き起こすため，症状が頻回に起きる場合は手術が必要になります。

（2）瘻孔

　瘻孔はクローン病の病変が原因となり，他の臓器と交通する状態です。
腸管腸管瘻：腸管どうしによる瘻孔で排便回数の増加や下痢症状が悪化します。

腸管皮膚瘻：腸管と皮膚が瘻孔を形成すると皮膚から腸液が出て，皮膚炎を起こします（**図6**）。

腸管膀胱瘻：腸管と膀胱が瘻孔形成すると尿路感染症や気尿（尿に空気が混じる）などの症状を引き起こします。薬物療法で改善することもありますが，必要に応じて手術を行います。

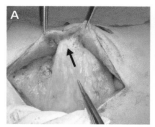 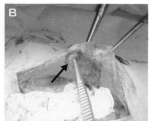

A：腸管と皮膚が瘻孔を形成している。 B：皮膚の瘻孔開口部分を鑷子にて示している。

● **図6　腸管皮膚瘻** ●

（3）膿瘍

クローン病の病変によって腸管壁を貫き，そこから膿が溜まる（膿瘍形成）と腹痛や発熱が起こります。膿を外に出す処置（ドレナージ）を行い，膿瘍を小さくして手術を行うこともあります。

2. クローン病の手術

クローン病の手術は可能な限り腸管を温存し，腸管の機能を維持する工夫を行います。

（1）腸管切除術

主に高度の狭窄や瘻孔病変や膿瘍形成部位は切除の対象となります。腸管を可能な限り温存し，小範囲の切除を行います（**図7左**）。

（2）狭窄形成術

狭窄している腸管を縦方向に切開した後に，横方向に広げて狭窄部位を広げる手術です。腸管の温存が可能であり，小腸が短い患者や狭窄が多発している患者に有用です（**図7右**）。

3. 術後の再発予防

クローン病術後の大きな問題点は再発率が高いことです。しかし，術後早期に再発を起こす人もいれば，長期間再発なく過ごされる人もいます。これまでの研究から再発リスクが高いのは次のような人です。

・喫煙者

・病変部が穿孔・瘻孔・膿瘍を形成している（穿孔型病変）患者

喫煙者は非喫煙者の約2倍再発のリスクが増加します。禁煙は大切な術後再発を予防する方法です。穿孔型病変患者は他の患者と比べて約1.5倍再発率が増加します[2]。

腸管切除術 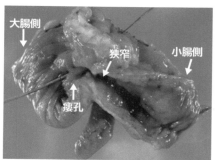 狭窄形成術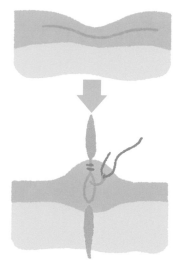

大腸側

狭窄

小腸側

瘻孔

腸管切除の手術標本では狭窄部位と瘻孔形成部位を認めている。狭窄形成術は図のように腸管を縦方向に切開して，横方向に縫合して狭窄部位を広げるようにする。

● **図7　腸管切除術（左）と狭窄形成術（右）** ●

4. 術後の内視鏡検査

　クローン病は症状が再燃するよりも先に内視鏡ですでに病変が再燃しているといわれています。術後6か月〜12か月時の内視鏡検査ですでに病変が高度に再燃している場合は症状再発のリスクが高くなります。これらの高リスクの患者は免疫抑制剤や生物学的製剤（レミケード®やヒュミラ®など）を導入することで再燃を予防する効果が認められています[3]。

　潰瘍性大腸炎やクローン病はそれぞれ疾患が異なるため手術法や手術後に注意する点はそれぞれ異なることもあります。手術に対して不安があるとは思いますが，手術でしか改善できない病態もあるため，治療の選択肢として参考にしてください。

参考文献

1）厚生労働科学研究費補助金 難治性疾患政策研究事業「難治性炎症性腸管障害に関する調査研究」（久松班）：潰瘍性大腸炎・クローン病 診断基準・治療指針 令和4年度改訂版（令和5年3月31日）
2）山本隆行・下山貴寛・梅枝覚. Crohn病腸管病変に対する外科的治療の最前線：他職種連携チームによる周術期管理. 日本大腸肛門病会誌. 70；611-622. 2017
3）長沼誠・緒方晴彦・金井隆典. 術後クローン病の治療戦略. Intestine. 20（2）；173-179. 2016

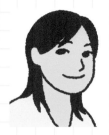

「クローン病でも食を楽しむ！」
そのために工夫していること・心がけていること

みくろんさん
（クローン病・20代女性）

診断の経緯

はじめは腹痛や血便などの自覚症状はなく，便秘がちなことが気になっていた程度でした。検便で便潜血陽性となり，念のために受けた内視鏡検査で「腸が外から何かに圧迫されているようだ」といわれ，腸管子宮内膜症を疑われて総合病院の婦人科でMRIなどを受けたこともありました。しかし「何か」の正体はわからないまま経過観察に。その後，便秘が徐々に悪化し，1年が経った頃，便意はあるが便が出せない状況が続き，腹痛や粘血便を伴うようになってきました。日常生活にも支障が出始めたため，子宮内膜症外来のある大学病院を受診するも，やはり婦人科ではなく消化器の問題だろうとのことで消化器内科へ転科。検査入院をし，そこで初めてクローン病の可能性が浮上しました。しかしすぐには診断がつかず，IBDの専門医がいる病院に転院してようやくクローン病の確定診断に至りました。診断を受けたときは，やっと症状の原因が特定できたと少しホッとしたことを覚えています。狭窄と瘻孔が進行していたので，すぐに手術を勧められました。当時，結婚したばかりで，「妊娠・出産を考えるのであれば悪いところは切除して腸をきれいにしておいたほうがよい」との主治医の言葉で迷いなく手術を選択しました。術後は内服と食事管理のみでうまく寛解を維持できています。

仕事との両立

仕事はデスクワークが中心であることに加え，職場自体も非常にホワイトなので，病気とも両立をしやすい環境だと思います。部長と直属の上司，仲のよい先輩や同僚には病気のことを伝え，食事に行く際のお店選びなどに配慮してもらえる関係を築いています。有給もとりやすく，2か月に1回有給を取得して通院しています。

食事の工夫

クローン病の診断を受けてから最も大きく変わったのが食事です。発症前は食にあまりこだわりはなかったのですが，診断後の食事指導により食事管理に対する意識が大きく変わりました。献立は，通勤時間を利用して3〜5日分を一度に決めて献立アプリに保存しておき，家に帰ったらすぐ食事の仕度にとりかかれるようにしています。冷凍食品やストック類は主に生協の宅配を活用し，生鮮食品は近所のスーパーで購入しています。

食事内容は，牛肉，豚肉，うなぎ，辛いものは消化器症状が出るので控えていますが，それ以外は脂質の摂取量に気をつけながらさまざまな食材をとり入れています。鶏肉や魚はもともと好きでしたが，病気になってからよりおいしく感じられるようになりました！　また，狭窄の心配がなくなってからは，食物繊維が含まれる野菜なども積極的に摂取しています。外食では主に和食のお店を選んでいます。旅行先などでも調べればクローン病でも安心して食べられるメニューのあるお店があるので苦労はしていません。旅館などに泊まる際には食事のことを細かく伝えて対応してもらうことも多く助かっています。

IBD患者さんやそのご家族へのメッセージ

クローン病だからといって食の楽しみを諦める必要はないと思っています。逆に私はクローン病になったことで食への興味が広がり，新しい食材にチャレンジしたり，油を使わない調理を工夫してみたり，試行錯誤しながら日々楽しく食生活を送れるようになりました。みなさんにも，悲観しすぎず，ぜひいろいろな食材や調理法に挑戦をしてみてほしいです。

① IBD における栄養療法の重要性

炎症性腸疾患（Inflammatory bowel disease；IBD）は，小腸や大腸などの消化管に炎症が生じる病気です。消化管は食事から摂取した栄養素の消化吸収を行う場所であり，食べたものを身体のなかにとり込むためには消化管のはたらきが重要です。消化管に炎症が生じると，口から摂取した食べ物の消化吸収が低下してしまい，食べたものがうまく身体にとり込めなくなってしまいます。そのほかにも，下痢や腹痛などによって食欲や食事摂取量が低下しやすくなる傾向にあることから，IBD は低栄養と呼ばれる身体に必要な栄養が十分に得られず健康な身体を維持できない状態になりやすい病気と考えられています（**図1**）。

実際に IBD 患者さんでは，体重や筋肉量の低下，微量栄養素の欠乏がみられる低栄養が多いことが報告されています。低栄養状態になると，疲れやすくなったり倦怠感を感じやすくなり，生活の質（Quality of life；QOL）の低下につながり，日常生活にも影響する場合があります。必要な栄養を補うことは，低栄養の予防・改善をめざし，病気の治療効果を高め，患者さんの QOL を高めるためにも重要です。

① 体重や体組成による栄養状態の評価

栄養状態は，ひとつの指標だけではなく複数の指標を用いて確認することが重要です。ここでは栄養状態を評価する代表的な指標である体重と BMI，筋肉量について説明します。

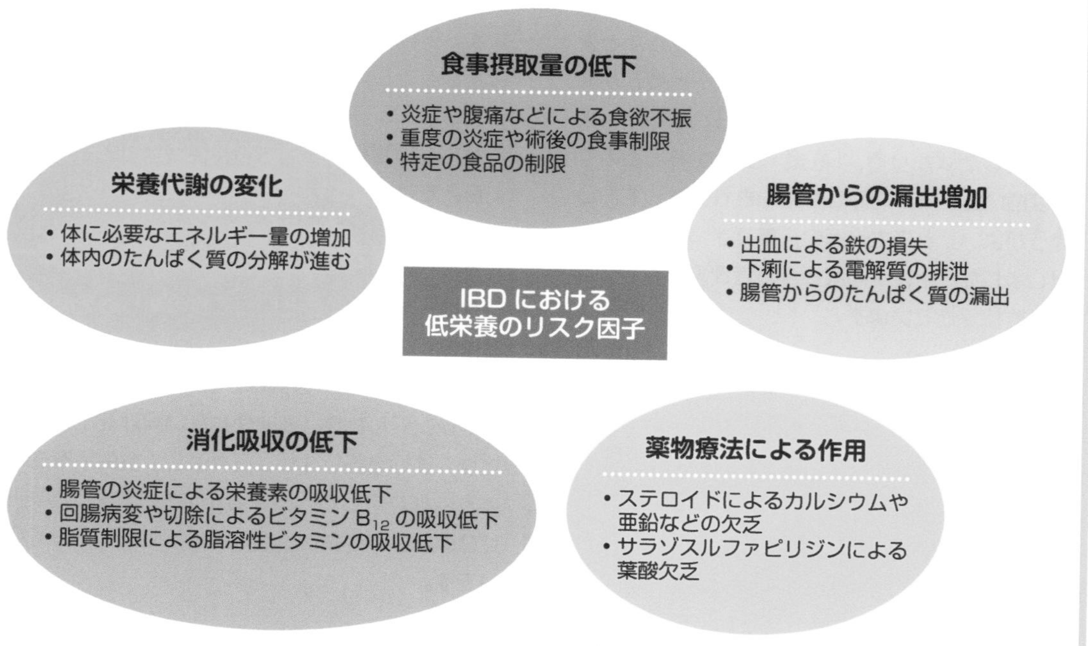

食事摂取量の低下
- 炎症や腹痛などによる食欲不振
- 重度の炎症や術後の食事制限
- 特定の食品の制限

栄養代謝の変化
- 体に必要なエネルギー量の増加
- 体内のたんぱく質の分解が進む

IBD における低栄養のリスク因子

腸管からの漏出増加
- 出血による鉄の損失
- 下痢による電解質の排泄
- 腸管からのたんぱく質の漏出

消化吸収の低下
- 腸管の炎症による栄養素の吸収低下
- 回腸病変や切除によるビタミン B_{12} の吸収低下
- 脂質制限による脂溶性ビタミンの吸収低下

薬物療法による作用
- ステロイドによるカルシウムや亜鉛などの欠乏
- サラゾスルファピリジンによる葉酸欠乏

● **図1　IBD における低栄養のリスク因子** ●

1. 体重と BMI（Body mass index：体格指数）

体重と BMI は最も簡単に評価できる栄養状態の指標です。肥満の判定に BMI がよく利用されますが，低栄養の指標としても重要になります。**表 1** に示すとおりに計算し，18.5 kg/m² 未満が「やせ」と判定され，低体重・低栄養状態にあると考えられます。また，体重変化も重要な指標であり，短い期間で顕著な体重減少がみられる場合は，低栄養のリスクが高いと考えられます。栄養状態を把握するために週に一度は体重を測定し，変動が大きい場合は主治医に相談し，低栄養になるのを予防しましょう。

● 表 1　BMI と体重減少率の計算方法 ●

①BMI の計算方法
　BMI（kg/m²）= 体重（kg）÷ 身長（m）÷ 身長（m）

②体重減少率の計算方法
　体重減少率（%）=（健常時の体重－現在の体重）÷ 健常時の体重× 100

BMI の基準		体重減少率による低栄養の指標	
BMI（kg/m²）	判定	期間	体重減少率
18.5 未満	低体重（やせ）	1 週間	2%以上
18.5 以上 25 未満	普通体重	1 か月	5%以上
25 以上 30 未満	肥満（1 度）	3 か月	7.5%以上
30 以上 35 未満	肥満（2 度）	6 か月	10%以上

● IBD における体重・BMI の変化

IBD は必要なエネルギーおよび栄養素を満たすことができずに体重が減少するリスクが高い疾患です。これまでの研究報告では，20%の潰瘍性大腸炎患者および 37%のクローン病患者での BMI の顕著な低下が報告されています[1]。特に活動期は，エネルギーの摂取量と消費量のバランスが崩れ，体重が減少しやすくなるため注意が必要です。

2. 筋肉量

IBD では，体重減少と同様に体脂肪量や筋肉量も低下しやすくなります。特に筋肉は身体を支える重要な組織で，筋肉量の低下は日常生活に支障をきたす場合があります。加齢や疾患により全身の筋肉量と筋力が低下し，身体機能が低下した状態のことをサルコペニアと呼び，病気に対する影響が注目されています。病気により身体活動量が低下すると，筋肉量が低下し，さらに身体活動量が低下するなど悪循環に陥るおそれがあるため注意が必要です。

筋肉量は一般的な体組成計で測定できますが，医療用の高精度の体組成計や CT，MRII の画像データからも精密に測定できます。指輪っかテストでもサルコペニアのリスクを簡単に判定することができるので，筋肉の低下が心配な方はぜひ試してみてください（**図 2**）。

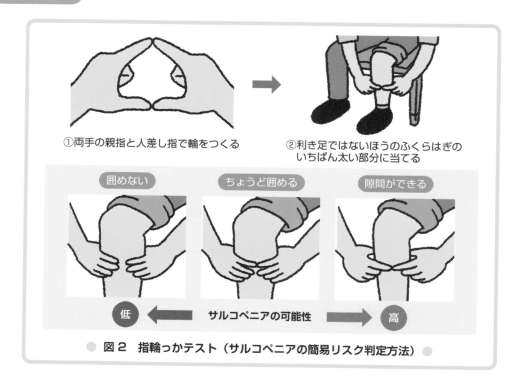

①両手の親指と人差し指で輪をつくる

②利き足ではないほうのふくらはぎの
いちばん太い部分に当てる

囲めない　　　ちょうど囲める　　　隙間ができる

低　←　サルコペニアの可能性　→　高

● **図2　指輪っかテスト（サルコペニアの簡易リスク判定方法）** ●

● **IBDにおける筋肉量の変化**

　日本で実施されたIBD患者の筋肉量を評価した研究では，37％のクローン病および48％の潰瘍性大腸炎患者でサルコペニアがみられたことが報告されており[2]，海外でも同様の結果が報告されていることから，IBDはサルコペニアのリスクが高い病気と考えられています[3]。

　IBD患者でサルコペニアが高頻度でみられる原因として，消化管炎症による代謝変化，消化吸収の低下，摂食量の低下，活動性の低下，ステロイドによる薬物療法などが考えられます。サルコペニアは，日常生活への支障に加え，病気の予後や手術後の合併症頻度などとかかわりがあることが報告されています。サルコペニアを合併している場合は医療従事者の指導のもと，適切な食事療法と運動療法を行うことが大切です。

② 血液検査による栄養状態の評価

　栄養状態は身体的な検査だけではなく，血液検査からも評価することができます。ここでは血液検査でわかる栄養状態の指標について説明します。

1. 血中アルブミン，トランスサイレチン

　アルブミン（Alb）は肝臓でつくられるたんぱく質で，栄養状態の指標として用いられます。アルブミンは血液中に留まる期間が長いため，長期的な栄養状態の指標として使われます。一方，トランスサイレチン（プレアルブミン）は，短期的な栄養状態の指標として使われます。これらの値が基準値（**表2**）を下回ると低栄養と判断されます。しかし，病気や熱傷などにより身体に炎症が起きていると，アルブミンが血管外へ漏出してしまい血中Alb値は低下します。そのため，CRPが上昇しているような活動性の高い時期には

● 表2　低栄養に関連する血液検査項目 ●

検査項目	単位	正常値
アルブミン	g/dL	3.7 〜 5.5
トランスサイレチン （プレアルブミン）	mg/dL	22.0 〜 40.0

正しく栄養状態を反映しません。一方，寛解期であり炎症が落ち着いている時期であれば，血中 Alb 値は栄養状態を反映するため，栄養状態の指標として用いることが可能です。

2. 微量栄養素欠乏（ビタミン・ミネラル）

　IBD では微量栄養素（ビタミン・ミネラル）の不足にも注意が必要です。微量栄養素は身体のさまざまな機能を調節するために重要な栄養素で，微量栄養素が不足すると，貧血，倦怠感，疲れなどが現れ，日々の生活の質が低下することがあります。また骨や筋肉などの体の機能に影響を与えることもあります。

● IBD における微量栄養素

　IBD では食事摂取量および消化吸収の低下，代謝の亢進，薬物療法の作用などにより各種の表3 に示すような微量栄養素が不足しやすくなります。特に出血や小腸病変のある場合，食事制限により特定の食品（乳製品など）を制限している場合に微量栄養素が不足しやすくなります。IBD では炎症が起きている場所によって不足しやすい微量栄養素が異なります。微量栄養素の不足に気づくには，微量栄養素の不足によって現れやすい症状（表3）を意識することが大切です。また，定期的に血液検査を行い，微量栄養素に関連する検査項目（表4）が基準値を下回っていないかを確認します。もし不足症状が現れたときや，血液検査結果が基準値を下回った場合は主治医と相談しましょう。また，エレンタールなどの成分栄養剤にはミネラルのひとつであるセレンがまったく含まれていません。成分栄養剤のみを摂取している場合や長期的に服用している場合は，セレンが不足しやすくなるので注意しましょう。

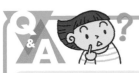

IBD 患者は運動しても大丈夫？

体調がよければ普通に運動しても大丈夫です。適度な運動は栄養状態の維持だけではなく精神的なリフレッシュにも有効です。実際，スポーツ選手のなかにも IBD 患者さんがいます。ただし，貧血や栄養状態が悪化している場合は，転倒などの危険が伴う可能性があるので注意が必要です。また，ストーマを造設している場合は，あまり腹圧のかからない運動にしましょう。どのような運動をしてよいのかわからない場合は主治医に相談し，自分の症状や生活に合った運動を見つけましょう。

● 表3 IBD 患者で不足しやすいビタミン・ミネラル [4-8)] ●

栄養素	リスク因子	不足症状	主なはたらき	不足患者の割合
鉄	腸管出血 ベジタリアン 前更年期	鉄欠乏性貧血 疲れ，倦怠感 さじ状爪など	酸素の体内細胞への運搬	UC：81% CD：39%
亜鉛	ベジタリアン 下痢	治癒の遅延 味覚嗅覚障害 小児の成長遅延	体の発達，骨の形成 味覚	CD：40〜50%
カルシウム	乳製品制限	骨密度の低下 骨粗鬆症	骨の形成，筋肉収縮 神経興奮抑制	UC：10% CD：13%
マグネシウム	下痢	骨代謝障害 筋肉痙攣，疲れ	栄養素の合成・分解 血管拡張	CD：14〜33%
セレン	長期の中心静脈栄養 成分栄養剤 回腸病変・回腸切除	貧血，筋力低下 心筋症，不整脈	ホルモンの活性化 抗酸化作用	IBD：31〜39%
ビタミンA	脂質の吸収低下，脂肪便 脂質の過剰な制限	夜盲症 眼球乾燥症 皮膚の乾燥	目や皮膚の機能維持	UC：26〜93% CD：11〜50%
ビタミンD	脂質の吸収低下，脂肪便 日光の照射不足	カルシウム・ 骨代謝障害	骨や歯の形成 神経伝達や筋肉収縮	UC：35% CD：75%
ビタミンK	脂質の吸収低下，脂肪便 脂質の過剰な制限	血液凝固遅延 出血傾向	血液の凝固，骨の形成	UC：4〜44% CD：25〜54%
ビタミンB$_{12}$	ベジタリアン 回腸病変・回腸切除	貧血，倦怠感 疲れ，神経障害	赤血球の生産 アミノ酸等の代謝	UC：5% CD：48%
葉酸	サラゾスルファピリジン 回腸病変・回腸切除	貧血，疲れ 倦怠感	赤血球の生産，体の発達	UC：35% CD：54〜67%

UC：潰瘍性大腸炎，CD：クローン病，IBD：炎症性腸疾患

● 表4 IBD で欠乏しやすい微量栄養素の検査項目 ●

栄養素	検査項目	単位	正常値
鉄（Fe）	血中ヘモグロビン	g/dL	男性：14〜18 女性：12〜16
	MCV（平均赤血球容積）	fl	83〜93
	血中フェリチン	ng/dL	男性：15〜160 女性：10〜60
亜鉛（Zn）	血清Zn	μg/dL	65〜110
カルシウム（Ca）	血清Ca	mg/dL	8.7〜10.1
マグネシウム（Mg）	血清Mg	mg/dL	1.8〜2.6
ビタミンA	血清レチノール	IU/dL	65〜276
ビタミンD	1,25-(OH)$_2$ビタミンD	pg/mL	20〜60
ビタミンB$_{12}$	血清ビタミンB$_{12}$	pg/mL	249〜938
葉酸	血清葉酸	ng/mL	3.6〜12.9

まとめ

　IBDはまだ根治的な治療法が見つかっていないので，病気と長く付き合っていかなければなりません。IBDは栄養不足が起こりやすく，栄養状態は治療の効果や日常生活にも影響を与えます。適切に栄養を補うことは，病気の治療に加えて身体を健康に保ち日常生活を送りやすくするという点でも大事な治療法になります。QOLを向上させるためにも，バランスのよい食事を摂取し，低栄養を予防しましょう。

point

- **IBDはさまざまな要因により低栄養のリスクが高い疾患なので食べる量が不足しないように注意しましょう。**
- **体重変動は栄養状態の重要な指標となるので，日頃から体重を測定する習慣をつけましょう。**
- **厳しい食事制限は微量栄養素が不足しやすく低栄養になりやすくなるため注意しましょう。**

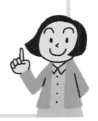

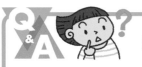

筋トレのためにプロテインを飲んでも大丈夫？

プロテインを摂取後に腹痛や下痢などの消化器症状が出なければ摂取しても問題ありません。ただし，過剰にたんぱく質を摂取すると栄養バランスが崩れるので，食事も合わせて体重1kgあたり1.5gのたんぱく質量を超えないようにしましょう。また，プロテインはあくまでもたんぱく質を補給するものなので，全体のエネルギーが不足しないように食事からもしっかりとるように意識してくださいね。

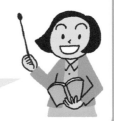

参考文献

1) Bryant RV, et al. Aliment Pharmacol Ther. 38(3)：213-225. 2013
2) Bamba, et al. PLoS One. 23；12(6)：e0180036. 2017
3) Ryan, et al. Inflamm Bowel Dis. 1；25(1)：67-73. 2019
4) Massironi S, et al. Clin Nutr. 32(6)：904-910. 2013
5) Johtatsu T, et al. J Clin Biochem Nutr. 41(3)：197-201. 2007
6) Han YM, et al. Gut Liver. 15；11(3)：363-369. 2017
7) Kuwabara A, et al. Osteoporos Int. 20(6)：935-942. 2009
8) Nowak JK, et al. Sci Rep. 24；4：4768. 2014

2 IBD における食事療法のポイントと栄養必要量

IBD では厳しい食事制限が必要と考えている人は多いのではないでしょうか？ 確かに病状が悪化している活動期は消化管の負担を避けるために食事制限が必要です。しかし，病状が安定している寛解期では，食材・調理法に注意すれば健康な人に近い食生活を送ることができます。過度な食事制限は，ストレスや QOL の低下につながるため，我慢しすぎずに自由に食事を楽しむことが大切です。

❶ IBD における食事療法のポイント

1．活動期・寛解期の違い

活動期 消化管の炎症が起きている活動期は，炎症をより悪化させないために消化管の負担の少ない食事にする必要があります。また，活動期には身体の代謝の変化や腸管から漏れ出てしまう栄養素も増えるため，それらの栄養素を補う必要があります。

寛解期 病状が安定している寛解期では，再燃を予防するためにバランスのよい健康的な食事が望ましいと考えられています。

2．適切な栄養状態の維持

低栄養の予防：IBD では，消化管炎症による消化吸収不良や代謝の変化，食事制限，治療などの要因によって低栄養状態になるリスクが高い疾患です（18 ページ参照）。低栄養は予防することがとても重要ですので，食べる量が不足しないよう注意しましょう。

肥満の予防：欧米では肥満の IBD 患者が増加していることが報告されており，IBD と生活習慣病の併発が懸念されています。肥満を予防するためにも，食事だけではなく運動習慣も身につけるようにしましょう。

3．食事による消化器症状

食物不耐性：消化器症状は IBD の典型的な症状のひとつですが，炎症が治まっている状態でも腹痛や下痢が起こることがあり，食事が原因となっている場合もあります。詳しい機序はわかっていませんが，特定の食べ物により消化器症状が引き起こされることを食物不耐性（Food intolerance）と呼びます。特定の食べ物を食べた後に体調を崩す場合は，その食品は避けるようにしましょう。

❷ IBD における栄養必要量

これまでの栄養指導では，寛解期においても低脂質・低残渣食が推奨されることがありました。しかし最近は，厳しい食事制限が QOL の低下や栄養状態の悪化につながるため，寛解期では食材や調理法には注意すれば厳しい制限をする必要はないと考えられています。

ここでは，各栄養素をどの程度の量を摂取したらよいのかを **活動期** と **寛解期** に分けて解説します。活動期と寛解期は**表5** に示すような栄養必要量を目安に摂取する必要があります。

	活動期	寛解期
エネルギー	健康な人と同程度 30 〜 35 kcal / kg 体重/日	健康な人と同程度 30 〜 35 kcal / kg 体重/日
たんぱく質	高たんぱく質食 1.0 〜 1.5 g/kg 体重/日	健康な人と同程度 0.8 〜 1.0 g/kg 体重/日
脂質	低脂質食 30 〜 40 g/日未満	やや少なめ〜健康な人と同程度 エネルギー比：20 〜 25%
糖質	健康な人と同程度 エネルギー比：50 〜 65%	健康な人と同程度 エネルギー比：50 〜 65%
食物繊維	低食物繊維食/低残渣食 10 g/日未満	健康な人と同程度 男性：21 g/日以上，女性：18 g/日以上
微量栄養素	日本人の食事摂取基準に準じる	
塩分	日本人の食事摂取基準に準じる （男性：7.5 g/日未満，女性：6.5 g/日未満）	
水分	1,500 〜 2,000 mL/日	

注）個人の状況に合わせて調整。

③ エネルギー・各栄養素の摂取量

1. エネルギー

　エネルギーは主に三大栄養素（炭水化物，脂質，たんぱく質）に含まれています。一般的に，炭水化物とたんぱく質は 1 g あたり 4 kcal，脂質は 1 g あたり 9 kcal のエネルギー量に換算されます。年齢や性別，体格，活動量などによりますが，私たちは 1 日におよそ 1,500 〜 2,300 kcal のエネルギーを摂取しています。

　エネルギー摂取量とエネルギー消費量の収支バランスが保たれていると体重は変わりませんが，エネルギー摂取量が消費量を下回ってしまうと体重が減ってしまいます。

　活動期 **寛解期** 活動期にはエネルギー消費量が増加するため，昔は高エネルギー食が推奨されていました。しかし，活動期では身体活動量が低下する場合が多いことから，現在は，活動期・寛解期ともに健康な人と同程度のエネルギー摂取量（体重 1 kg あたり 30 〜 35 kcal/日）で十分と考えられています [1]。エネルギー必要量は次ページの**Q&A** に示すような計算方法で算出することができますが，この計算方法はあくまでも目安なので，自分が摂取しているエネルギーが必要量を満たしているかを評価するためには体重の変化を指標にしましょう。

2. たんぱく質

　たんぱく質は，アミノ酸で構成されている栄養素であり，主に動物性食品（肉，魚，卵など）や植物性食品（大豆製品など）に含まれています。たんぱく質というと筋肉というイメージがありますが，実際は酵素やコラーゲンなどもたんぱく質の一種であり，身体に

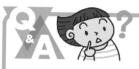

エネルギー必要量ってどうやって計算するの？

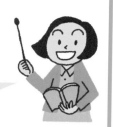

計算例を以下に記します。この計算方法はあくまでも目安なので，体重の変動を
みながらエネルギー摂取量を調整しましょう。

【計算式】1日に必要なエネルギー量：約 30～35 kcal/kg 体重

■体重が 60 kg の場合

エネルギー：30 kcal/kg 体重/日 × 体重：60 kg ＝ 1,800 kcal/日
エネルギー：35 kcal/kg 体重/日 × 体重：60 kg ＝ 2,100 kcal/日

→ 体重が 60 kg の場合は，1 日におよそ 1,800～2,100 kcal のエネルギーが必要

→ 1,800 kcal の場合，朝昼夕の 3 食分に分けると 1 食あたり 600 kcal の食事が必要

とって欠かせない役割を担っています。そのため，たんぱく質の摂取量は三大栄養素のな
かでも特に重要になります。

活動期 活動期では，消化管の炎症や薬物療法などによって，消化吸収能力が低下する
だけではなく，炎症により傷ついた腸管からたんぱく質が漏れ出してしまうため，身体が
普段よりたんぱく質を多く必要とします（高たんぱく質食（1.0～1.5 g/kg 体重/日））[1,2]。

● 表6　高たんぱく質・低脂質の食品 ●

食品群	食品名	たんぱく質 (g/100 g)	脂質 (g/100 g)	食品群	食品名	たんぱく質 (g/100 g)	脂質 (g/100 g)
肉類	鶏肉・ささみ	23.9	0.8	卵	全卵	12.2	10.2
	鶏肉・むね（皮なし）	23.3	1.9		卵黄	16.5	34.3
	鶏肉・むね（皮つき）	21.3	5.9		卵白	10.1	Tr（微量）
	鶏肉・もも（皮なし）	19.0	5.0	大豆製品	木綿豆腐	7.0	4.9
魚介類	まがれい	19.6	1.3		絹ごし豆腐	5.3	3.5
	べにざけ	22.5	4.5		糸引き納豆	16.5	10.0
	すずき	19.8	4.2		挽きわり納豆	16.6	10.0
	まだい（養殖）	20.9	9.4		無調整豆乳	3.6	2.0
	まだい（天然）	20.6	5.8		調整豆乳	3.2	3.6
	すけとうだら/生	17.4	1.0	乳製品	普通牛乳	3.3	3.8
	まだら	17.6	0.2		低脂肪牛乳	3.8	1.0
	くろまぐろ（赤身）	26.4	1.4		無糖ヨーグルト	3.6	3.0
	みなみまぐろ（赤身）	21.6	0.4		無脂肪無糖ヨーグルト	4.0	0.3
	ツナ缶（水煮）	18.3	2.5		カテージチーズ	13.3	4.5

〔日本食品標準成分表 2020 年版（八訂）〕

たんぱく源となる食品は**表6**（前ページ）に示すような低脂質でたんぱく質の多い食品を積極的に摂取しましょう。また，経腸栄養剤（エレンタール，ラコール，エンシュアなど）や補助食品などを併用することもできますので，食欲がなく食事が食べられない場合は，一度主治医に相談してみましょう。

`寛解期` 寛解期では炎症が落ち着いているため，健康な人と同程度のたんぱく質量（0.8～1.0 g/kg 体重/日）で十分だと考えられています。

3. 脂　質

　脂質は，三大栄養素のなかでも最もエネルギーの高い栄養素で，油脂類や乳製品，肉類，魚類などに多く含まれています。また，脂質に含まれる脂肪酸の種類によって身体に及ぼす影響が異なります。よい脂肪酸と悪い脂肪酸の摂取バランスは IBD に関係することが報告されているため，脂質の量だけではなく脂肪酸の種類とバランスにも注意する必要があります。

`活動期` 脂質は糖質やたんぱく質に比べて消化管の動きを活発にするため，腸管の安静を図る活動期や絶食から食事を再開する場合は**低脂質食**が望ましいと考えられます。しかし，どの程度の脂質量が安全かどうかの基準はまだありません。病院で提供される低脂肪食は，一般的に 20～30 g/日の低脂質食が提供されることが多いため，活動期で重症度が高い場合は，1 日に 30 g 未満程度の脂質量を目安にするのがよいと考えられます（**図3**）。また，活動期であっても重症度が軽度であり，外来診療で**経過観察**の場合は，1 日に 40 g 未満の脂質量にするなど，病状に合わせて脂質の量を調整してみましょう。

`寛解期` 以前は栄養指導のなかで，潰瘍性大腸炎では脂質制限を行わず，クローン病は寛解期であっても 1 日 30 g 未満の低脂質食が推奨される場合がありました。しかし，脂質の過剰な制限は，食事の選択肢の幅を狭めてしまい，脂質に溶けるビタミンの吸収低下や QOL 低下にもつながります。脂質の総摂取量が IBD の再燃に関与するという科学

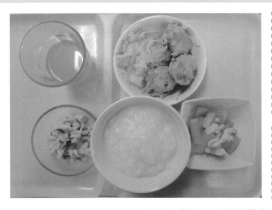

メニュー

- 全粥
- 鶏むね肉のつくね
- 大根と油揚げの煮物
- マカロニサラダ
- ピーチ果汁

栄養成分

- エネルギー　611 kcal
- たんぱく質　27.2 g
- 脂質　　　　13.7 g

● **図3　病院での低脂質食の例** ●
〔四日市羽津医療センター石﨑克彦調理師長，日本ゼネラルフード株式会社杉本稜氏より提供〕

的エビデンスはあまりないため，寛解期では脂質の総摂取量は健康な人に比べやや少なめ〜同程度（脂質エネルギー比：20〜25%程度）で十分だと考えられます。

　また，脂肪酸のバランスをよくするために，どのような食品から脂質を摂取するのかが大事になってきます。これまでの臨床研究や基礎研究から，飽和脂肪酸や n-6 系多価不飽和脂肪酸（n-6 系脂肪酸）は炎症を悪化させ，n-3 系多価不飽和脂肪酸（n-3 系脂肪酸）や n-9 系多価不飽和脂肪酸（n-9 系脂肪酸）は炎症を抑制することが報告されています[1]。脂肪酸バランスのよい食事にするためにも，**図4** に示すような飽和脂肪酸や n-6 系脂肪酸を多く含む肉類や加工食品，油脂類などは控えめにしましょう。

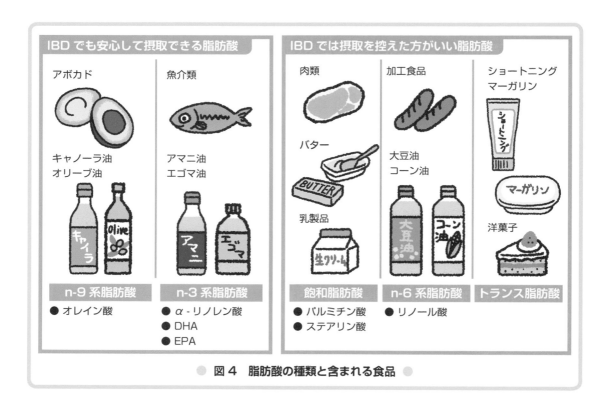

● **図4　脂肪酸の種類と含まれる食品** ●

4. 糖　質

　ブドウ糖や果糖などの単糖から構成されているものを炭水化物といい，エネルギー源となる糖質と，ヒトの消化酵素では消化吸収できない食物繊維に大きく分けられます。糖質は最も多く必要とされる栄養素であり，主食となる米や小麦などの穀物にでんぷんとして多く含まれています。そのほかにも，果物などに含まれる果糖や乳製品に含まれる乳糖，砂糖なども糖質になります。

活動期　寛解期　IBD における糖質の必要量についての科学的エビデンスはないため，日本人の食事摂取基準に準じて，健康な人と同程度（糖質エネルギー比：50〜65%）で十分と考えられます。

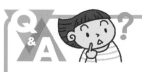

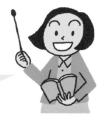

エネルギー比率って何？どうやって計算するの？

エネルギー比率とは，摂取した総エネルギーに対する三大栄養素（炭水化物，脂質，たんぱく質）の摂取割合を示すものになります。人によって摂取しているエネルギー量が異なるため，各栄養素の摂取量はエネルギー比率を目安にすることが多いです。脂質を例に計算方法を示しますので，自分がどの程度の脂質を摂取すべきか計算してみましょう。

【計算式】

$$脂質のエネルギー比率 \ = \ \frac{脂質量（g）× 9（kcal/g）}{総エネルギー量（kcal）}$$

【例】1 日のエネルギー必要量が 1,800 kcal，脂質必要量がエネルギー比 20％の場合
脂質のエネルギー量（kcal）＝1,800 kcal×0.2＝360（kcal）
脂質の重量（g）＝360（kcal）÷9（kcal/g）＝40 g

➡ 1 日に 40 g の脂質を摂取する

5. 食物繊維

　食物繊維とは，ヒトの消化酵素で分解しにくい難消化性成分のことをいい，野菜や果物，海藻類など幅広い食品に含まれています。食物繊維は，水に溶ける水溶性食物繊維と水に溶けにくい不溶性食物繊維に分けられます。

　水溶性食物繊維と不溶性食物繊維は，それぞれ特徴が違い生体に及ぼす影響が異なります（表 7）。食物繊維は，消化管に存在している細菌によって分解・発酵されます。この細菌によってつくられた代謝産物は，消化管の免疫やバリア機能を調整するために重要なはたらきをしているため，食物繊維は腸を健康に保つために大切な栄養素となります [3]。

● **表 7　水溶性食物繊維と不溶性食物繊維の特徴** ●

	水溶性食物繊維	不溶性食物繊維
植物の部位	野菜や果物の液体や果肉に含まれる	野菜や果物の皮に含まれる
特徴	水に溶けてゲル状になる	水に溶けない
排便に対する効果	水分を抱えて便をやわらかくすることで排便を促進	水分を吸収して便を形づくるとともに蠕動運動を活発にして大腸に残る便をはきだす

活動期　活動期では，消化管の負担を避けるために低食物繊維食・低残渣食が推奨されています。活動期における具体的な食物繊維の摂取量の目安は定められていませんが，過去の臨床研究では 10 g/日未満の食物繊維量を基準としているため [4]，1 日 10 g 未満程度の食物繊維を目安としましょう。また，食物繊維を制限するのに加え，**表 8** に示すような皮や種の多い食品など残渣の多い食品はなるべく避けるか，皮や種をとり除いて食べましょう。

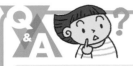

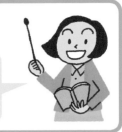

低食物繊維食と低残渣食は違うの？

低残渣の"残渣"の定義は曖昧ですが，一般的に消化管で消化吸収されにくい成分や糞便として排出されるようなものをいいます。ですから，低残渣食というと食物繊維に加え，下記の**表8**にあるような食品を示すことが多いです。

● 表8　活動期に注意する残渣の多い食品 ●

	主な食品
食物繊維が多く含まれる食品	・穀類：全粒穀物（玄米，オートミール），とうもろこしなど ・野菜：ごぼう，レンコン，にら，ブロッコリーなど ・果物：ラズベリー，柿，ブルーベリーなど ・その他：きのこ類，海藻類，種実類，おからなど
皮がついたまま食べる食品	・野菜：トマト，かぼちゃ，なす，きゅうりなど ・果物：みかん，ぶどう，ブルーベリー，さくらんぼなど ・豆類：小豆，大豆など
種が多く含まれる食品	・野菜：オクラ，トマトなど ・果物：いちご，キウイフルーツ，いちじくなど
筋繊維が多い食品	・魚介類：たこ，いか，貝類など

寛解期　これまでの栄養指導では，潰瘍性大腸炎は特に制限がなく，クローン病では寛解期も低残渣食が推奨される場合がありました。しかし，最近の臨床研究では，食物繊維の摂取が少ないとクローン病の再燃率が高くなることが報告されています[5]。そのため，クローン病も寛解期であれば健康な人と同程度の食物繊維（男性：21g以上/日，女性：18g以上/日）を摂取すべきであると考えられています。ただし，腸管の炎症や線維化により狭窄がある場合は注意が必要です。狭窄があっても食べ物が詰まるわけではありませんが，安全性を保つために，狭窄がある場合は低食物繊維食（10g未満程度/日）・低残渣食が推奨されています。

6. 微量栄養素（ビタミン・ミネラル）

微量栄養素とは，微量でも身体の発達や機能を維持するために必要な栄養素のことで，ビタミンとミネラルを意味します。ビタミンは主に水に溶けにくい脂溶性ビタミンと水に溶けやすい水溶性ビタミンに分類されます。それぞれのビタミンが異なる機能をもっており，摂取量が不足し続けると欠乏症が生じることがあります。一方，ミネラルは，生体を構成する主要な四元素（酸素，炭素，水素，窒素）以外の元素のことで，ビタミンと同様に生体に必須のはたらきをしており，骨などの身体の構成成分でもあります。各ビタミンおよびミネラルが不足したときは，**表3**（22ページ）に示すような症状が出ることがあるので注意しましょう。

IBD では，ビタミン・ミネラルの摂取量についての科学的エビデンスはないため，日本人の食事摂取基準に準じて健康な人と同程度で十分と考えられます。しかし，IBD では食事摂取量が低下や代謝の変化によって微量栄養素が不足するリスクが高いです。特に IBD 患者さんは乳製品を避ける傾向が強く，カルシウムの摂取量の低下が懸念されています[6]。

　血液検査などでビタミン・ミネラルの欠乏症がみられる場合は，それらを補う食品の摂取を心がけましょう（**表9**）。また状況によってはビタミン剤やサプリメントの使用も検討する必要があるので，主治医に相談してみましょう。

7. 塩　分

　日本食は醤油や味噌など塩分を含む食品が多く，加工食品や菓子類などにも塩分が多く含まれるため，塩分摂取量に注意する必要があります。国民健康・栄養調査によると，日本人は 1 日におよそ 10 g の塩分を摂取しており，目標量（男性 7.5 g/日未満，女性 6.5 g/日未満）を大きく上回っています。

　活動期　　寛解期　疫学研究では，IBD 発症と塩分摂取量の関係は認められていませんが，最近の研究では塩分の高い食事が腸の炎症を起こした動物の炎症を悪化させることが報告されています[7]。塩分の過剰摂取が実際に IBD 患者さんに影響するかはわかりませんが，高血圧を予防するためにも，健康な人と同程度の塩分（6.5 ～ 7.5 g/日）を摂取し，塩分摂取量が過剰にならないよう注意しましょう。

8. 水　分

　筋肉，臓器など体の大部分は水分でできています。また水分は，体に必要な栄養や不要な老廃物を運ぶことや体温の調整や筋肉を動かすために重要な役割を果たしています。一方で，汗や尿，皮膚からの蒸発により体から水分が失われるため，水分補給が大切になります。

　活動期　　寛解期　IBD では，頻回の下痢によって水分や電解質が排泄されてしまうため，それを補うために十分な水分補給が必要です。IBD でみられる下痢は，主に腸管の炎症により引き起こされているため，水分摂取が下痢を悪化させることは少ないと考えられます。下痢の悪化を恐れて水分の摂取を制限してしまうと脱水の危険性が高まるため，1 日に 1,500 ～ 2,000 mL の積極的な水分補給を心がけましょう。

● 表9　微量栄養素が含まれる食材 ●

微量栄養素		食材
ミネラル	カリウム	・果物：バナナ，オレンジ，メロンなど ・野菜・いも：ほうれんそう，トマト，じゃがいも，さつまいも，さといもなど ・その他：牛乳，納豆，野菜ジュースなど
	カルシウム	・乳製品：牛乳，ヨーグルト，チーズなど ・野菜：こまつな，モロヘイヤ，菜の花，みずななど ・その他：魚の缶詰，乾燥魚介類（えび，しらす），豆腐など
	マグネシウム	・果物：アボカド，バナナ，ラズベリーなど ・豆類：納豆，油揚げ，豆腐など ・その他：じゃがいも，玄米，ヨーグルトなど
	鉄	・肉類：レバー，牛肉，豚肉など ・野菜：こまつな，菜の花，モロヘイヤ，ほうれんそうなど ・その他：納豆，豆乳，赤身魚など
	亜鉛	・魚介類：かき，かに，するめ，貝類など ・豆類：納豆，えんどう豆，ひよこ豆など ・その他：牛肉，卵，チーズ，ナッツ類など
ビタミン	ビタミンA βカロテン	・野菜：にんじん，ほうれんそう，かぼちゃ，春菊など ・果物：みかん，すいか，マンゴー，メロンなど ・その他：レバー，うなぎ，あなご，卵など
	ビタミンD	・魚介類：いわし，さけ，たらこ，いくら，しらす干し，さばなど ・きのこ：まいたけ，エリンギ，しいたけ，しめじなど ・その他：卵，肉類など
	ビタミンE	・魚介類：いわし，うなぎ，たい，たら，かれいなど ・野菜：かぼちゃ，菜の花，ほうれんそう，だいこんの葉など ・その他：アボカド，調製豆乳など
	ビタミンK	・豆類：納豆など ・野菜：こまつな，ほうれんそう，菜の花，しそなど ・その他：肉類，海藻類など
	ビタミンB_1 ビタミンB_2	・肉：豚肉，レバー，ハム，ベーコンなど ・魚：うなぎ，たい，かれい，さけなど ・その他：玄米，納豆，えんどう豆，豆腐など
	ナイアシン	・魚介類：かつお，まぐろ，さば，さわら，たらこなど ・きのこ：まいたけ，エリンギ，えのきたけ，しめじなど ・その他：レバー，鶏肉，玄米など
	ビタミンB_6	・肉類：鶏肉，豚肉，牛肉など ・果物：バナナ，マンゴー，アボカド，キウイフルーツなど
	ビタミンB_{12}	・魚介類：しじみ，あさり，はまぐり，さんま，さばなど ・乳製品：牛乳，チーズ，ヨーグルトなど ・その他：レバー，牛肉など
	葉酸	・野菜：菜の花，アスパラガス，ブロッコリー，オクラなど ・果物：いちご，アボカド，マンゴー，キウイフルーツなど ・その他：レバー，卵，納豆など
	パントテン酸	・肉：レバー，鶏肉など ・魚介類：いわし，たい，さけ，たらこ，いくらなど ・その他：納豆，きのこ類，アボカドなど
	ビタミンC	・果物：いちご，柿，オレンジ，みかんなど ・野菜：ピーマン，ブロッコリー，菜の花など ・その他：じゃがいも，さつまいも，果実ジュースなど

まとめ

　活動期では腸管の炎症によって栄養素の消化吸収や代謝が変化するのに加え，炎症を悪化させないために，高たんぱく質・低脂質・低残渣食が基本となります。一方，寛解期は健康な人に近い食生活が可能で，再燃を予防するために栄養バランスのよい健康的な食事がよいと考えられます。

point

　IBD では，活動期と寛解期で推奨される食事内容が異なります。過剰な食事制限は低栄養状態になりやすくなりますので，適切なバランスの食事を摂取することが大切です。主治医に依頼すれば栄養指導を受けることもできますので，食事で不安がある場合は一度栄養指導を受けてみましょう。

活動期

- ・高たんぱく質・低脂質・低残渣（低食物繊維）食が基本で，体重変化を指標にしてエネルギー摂取量を調整しましょう。

寛解期

- ・健常者に近い食事が可能ですが，栄養バランスのよい健康的な食事を心がけましょう。
- ・特定の食品を制限することは，ビタミン・ミネラルが欠乏するリスクを高めるので注意しましょう。

共　通（**活動期** **寛解期** に共通する注意点）

- ・脱水予防のためにも水分は十分摂取しましょう。

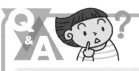

Q&A 寛解期の潰瘍性大腸炎でも食事管理が必要？

潰瘍性大腸炎では，クローン病とは異なり経腸栄養や食事療法の科学的根拠は少ないのが現状です。しかし，食事が潰瘍性大腸炎の再燃にかかわっているという研究があるため，寛解期の潰瘍性大腸炎患者さんでも食事管理はとても大切です。実際，国際的な IBD の食事ガイドラインでも本書に書かれているような健康的な食事が推奨されています。活動期のように厳しく制限する必要はありませんが，不足しがちな野菜や果物，魚などを積極的に食べてバランスのよい食事をめざしましょう。

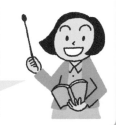

参考文献

1) Forbes A, et al. Clin Nutr. 36(2)：321-347. 2017
2) Frantz D, et al. ASPEN：426-453. 2012
3) Makki K, et al. Cell Host Microbe. 13；23（6）：705-715. 2018
4) Vanhauwaert E, et al. Adv Nutr. 13；6(6)：820-827. 2015
5) Brotherton CS, et al. Clin Gastroenterol Hepatol. 14(8)：1130-1136. 2016
6) Larussa T, et al. Medicina（Kaunas）. 20；55(8)：507. 2019
7) Monteleone I, et al. J Crohns Colitis. 11(2)：237-245. 2017

③ IBD における食品の選択

　前の章では IBD における栄養必要量について説明しましたが，この栄養必要量を満たすためには「どのような食品を選ぶか」がポイントになります。

　ここでは食品選びのポイントを，炎症を伴う 活動期，症状が落ち着いている 寛解期 ごとにまとめました。寛解期 活動期 共通のポイントは 共　通 として示しています。またクローン病で狭窄がある患者さんが注意すべきポイントは 狭　窄 で示しました（狭窄については 14 ページ参照）。食品選択の背景にある科学的根拠についても併せて紹介します。

　134 〜 139 ページには 活動期 寛解期 狭　窄 ごとにどのような食品を選ぶかが一目でわかる食品一覧表を掲載しました。是非活用してください。

❶ IBD における食品の選択

1.　穀　類

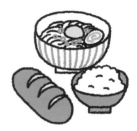

　穀物は炭水化物の主な供給源であり，ごはんやうどん，パンなど主食になるものが多いです。一般的に穀類の精製度によってビタミンやミネラル，食物繊維の含量が違い，身体や腸内細菌叢に与える影響も異なります。たとえば，玄米は白米よりも食物繊維や微量栄養素が多く含まれており，より健康的と考えられています。また，穀物のなかでも小麦製品にはグルテンが含まれており，腹痛や下痢，腹部膨満感などの消化器症状が生じるグルテン不耐症の原因になることが知られています。

IBD における科学的根拠

　これまでの研究では，穀物の摂取が IBD 発症リスクにかかわるという明確な科学的根拠はないので [1]，穀類は活動期・寛解期ともに食べても大丈夫です。また，IBD に対する有用性が報告されているセミベジタリアン食 [2] は，玄米を主食としており，強い炎症や狭窄がなければ精製度の低い玄米などの穀物を摂取して問題ありません。海外の研究では，IBD 患者の 5 〜 28％がグルテン不耐症のような症状を示しており，特に活動期に症状が出やすいことが報告されています [3]。

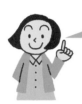

穀類を選ぶときのポイント！

活動期 狭　窄　消化管の負担を減らすため精製度の高い白米などを選びましょう。

寛解期　玄米など精製度の低い穀物は微量栄養素が豊富に含まれています。消化器症状が出ないことを確認しながら徐々に摂取量を増やしましょう。

共　通　グルテンが含まれる小麦製品等を食べて腹痛や下痢などの消化器症状が出る場合はグルテンをとり除いた食事を試してみて消化器症状が改善されるかを確認しましょう。

2. 野菜・果物・きのこ・海藻類

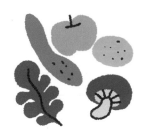

野菜・果物・きのこ・海藻類は，食物繊維に加え，ビタミン・ミネラルやポリフェノールなどの抗酸化作用を有するフィトケミカルの供給源です。食物繊維は腸内細菌によって発酵され，代謝産物である短鎖脂肪酸が産生されます。短鎖脂肪酸や微量栄養素，フィトケミカルは，腸管のはたらきを調整するのに重要で，腸内環境を良好に保つのにとても大切な栄養素です[4]。

日本人の食事摂取基準では，男性は21g/日以上，女性は18g/日以上を目標としています。しかし，実際の日本人の平均摂取量は15g/日程度で，目標量を満たしていません。また，食物繊維のなかでも水溶性食物繊維は，消化管への負担が不溶性食物繊維と比べて低いと考えられていて，下痢の症状を改善する効果が期待できます（29ページ参照）。

IBDにおける科学的根拠

これまでの研究では，野菜や果物の摂取がIBDの発症リスクを低下させることが明らかにされています[1]。一方，きのこや海藻類の摂取がIBDに影響を及ぼすという報告はありません。また，食物繊維摂取量の低いクローン病患者は，食物繊維摂取量が多い患者に比べ再燃率が高いことがわかっています[5]。過去の研究では，一部の野菜や生野菜の摂取で消化器症状の悪化を経験しているIBD患者さんがいることが報告されています[6]。

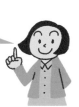

野菜・果物・きのこ・海藻類を選ぶときのポイント！

活動期 **狭窄** 皮や種子などの残渣が多いものや，不溶性食物繊維を多く含む野菜や果物，きのこ，海藻は控えましょう。

寛解期 寛解維持のため，積極的に野菜やきのこ，海藻を食事にとり入れましょう。

共通 水溶性食物繊維の割合が多い野菜や果物を積極的にとりましょう（表10）。腹痛や腹部膨満感などの消化器症状が生じるような食品は避け，自分の症状に合う食材を選びましょう。

3. 肉類，卵

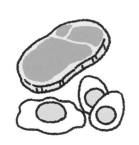

肉類と卵は，身体に不可欠なたんぱく質の供給源ですが，肉の種類によっては飽和脂肪酸などの脂質を多く含むため注意が必要です。国民健康・栄養調査によると，肉類の平均摂取量は徐々に増加傾向にあり，魚介類よりも摂取量が多いことが示されています[7]。

最近の研究では，肉類のなかでも赤身肉および加工肉による疾患へ影響が懸念されています。牛肉や豚肉，羊肉，鹿肉などの赤身肉は鶏肉と比べて脂質が多く，鉄のなかでも身体への吸収率が高いヘム鉄を多く含むのが特徴です（表11）。また，ハム，ソーセージ，ベーコンなどの加工肉は，亜硝酸塩などの食品添加物や加工処

● 表10　水溶性食物繊維が多く含まれる野菜・果物（1食あたり）●

食品名	1食あたりの目安量	水溶性食物繊維（g）	不溶性食物繊維（g）	食物繊維総量（g）
えだまめ	12g（5房）	0.05	0.55	0.60
日本かぼちゃ－生	75g（1/16個）	0.53	1.58	2.10
キャベツ－生	100g（2枚）	0.40	1.40	1.80
きゅうり－生	50g（1/2本）	0.10	0.45	0.55
だいこん・根（皮なし）－生	25g（1cm）	0.12	0.20	0.32
赤色トマト－生	150g（1個）	0.45	1.05	1.50
なす－生	80g（1個）	0.24	1.52	1.76
にんじん・根（皮なし）－生	30g（1/5本）	0.18	0.54	0.72
青ピーマン－生	35g（1/2個）	0.21	0.59	0.80
ブロッコリー・花序－生	15g（1房）	0.13	0.64	0.76
ほうれんそう（通年）－生	50g（1/4束）	0.35	1.05	1.40
レタス（土耕栽培）－生	30g（1枚）	0.03	0.30	0.33
いちご－生	60g（3個）	0.30	0.54	0.84
オレンジ・ネーブル・砂じょう－生	100g（1個）	0.40	0.60	1.00
キウイフルーツ（緑肉種）－生	120g（1個）	0.84	2.16	3.00
ブルーベリー－生	10g（5個）	0.05	0.28	0.33
パインアップル－生	75g（3切れ）	0.15	0.75	0.90
バナナ－生	100g（1本）	0.10	1.00	1.10
ぶどう（皮なし）－生	50g（10粒）	0.10	0.15	0.25
うんしゅうみかん・じょうのう・普通－生	100g（1個）	0.50	0.50	1.00
じゃがいも（皮なし）－生	150g（1個）	0.40	0.80	1.20
木綿豆腐	150g（1/2丁）	0.15	0.45	0.60

〔日本食品標準成分表2020年版（八訂）〕

理によって生じるニトロソアミンといった物質が含まれています。これらの特徴的な食品成分が，IBDの病態や腸内細菌叢バランスを悪化させる可能性が示唆されていますが，詳しい機序はわかっていません。

IBDにおける科学的根拠

　これまでの研究では，肉類や飽和脂肪酸，動物性たんぱく質の摂取が潰瘍性大腸炎およびクローン病の発症リスクを増加させることが報告されています[1]。また，2004年に報告された研究では，肉類のなかでも特に赤身肉および加工肉の摂取が潰瘍性大腸炎の再燃リスクを上げることが示されています[8]。一方，2019年に報告された研究では，赤身肉および加工肉の制限はクローン病の再燃率に影響しなかったことが報告されています[9]。まだ科学的根拠は少ないですが，栄養のガイドラインでは赤身肉と加工肉を控えることが推奨されています。

表11　肉類に含まれる脂質量と脂肪酸量（可食部100gあたり）

食品成分	脂質 （g）	飽和脂肪酸 （g）	一価不飽和 脂肪酸 （g）	n-3系多価不飽和 脂肪酸 （g）	n-6系多価不飽和 脂肪酸 （g）
牛肉/かたロース/脂身つき	26.4	10.28	12.31	0.08	0.93
牛肉/かたロース/赤肉	13.9	5.10	6.42	0.06	0.53
牛肉/サーロイン/脂身つき	27.9	11.36	13.10	0.05	0.97
牛肉/サーロイン/赤肉	9.1	3.73	4.27	0.01	0.37
牛肉/もも/脂身つき	13.3	5.11	6.39	0.02	0.54
牛肉/もも/皮下脂肪なし	9.9	3.68	4.67	0.02	0.43
牛肉/ヒレ/赤肉	11.2	4.35	4.80	0.02	0.48
豚肉/ロース/脂身つき	19.2	7.84	7.68	0.11	2.10
豚肉/ロース/皮下脂肪なし	11.9	4.74	4.82	0.06	1.22
豚肉/もも/脂身つき	10.2	3.59	4.24	0.06	1.18
豚肉/もも/赤肉	3.6	1.12	1.48	0.02	0.35
豚肉/ヒレ/赤肉	3.7	1.29	1.38	0.03	0.43
鶏肉/ささ身	0.8	0.17	0.22	0.02	0.11
鶏肉/むね/皮つき	5.9	1.53	2.67	0.11	0.92
鶏肉/むね/皮なし	1.9	0.45	0.74	0.05	0.32
鶏肉/もも/皮つき	14.2	4.37	6.71	0.09	1.76
鶏肉/もも/皮なし	5.0	1.38	2.06	0.04	0.67
ロースハム	14.5	5.35	5.94	0.10	1.50
ベーコン	39.1	14.81	18.00	0.29	3.29
ウインナーソーセージ	30.6	10.98	13.42	0.24	3.35

注）赤字の数字は脂質量が多いので，とりすぎに注意する。　　〔日本食品標準成分表2020年版（八訂）〕

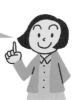

肉類や卵を選ぶときのポイント！

活動期　脂質摂取量を抑えるために，脂質量の少ない部位の鶏肉（ささみ，むね肉）を中心に使いましょう。

寛解期　鶏肉（ささみ，むね肉，皮なしもも肉）を中心とした食事にし，牛肉や豚肉を食べるときは脂質の少ないもも肉やヒレ肉を選びましょう（**表11**）。牛肉や豚肉などの赤身肉やハムやソーセージなどの加工肉は食べ過ぎないように注意しましょう。

共　通　卵は栄養バランスが優れている食材ですが脂質も多く含まれるので，1日に1〜2個までの摂取に抑えましょう。

4. 魚介類

魚には n-3 系脂肪酸であるドコサヘキサエン酸（DHA）やエイコサペンタエン酸（EPA）が多く含まれています。DHAや EPA は，脂質異常症や動脈硬化などの予防効果だけではなく，炎症を抑えるはたらきがあることが明らかにされています。一般的には赤身魚や青魚に比べ白身魚のほうが脂質の低い魚が多いです（**表 12**）。

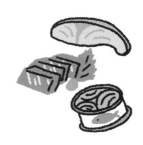

IBD における科学的根拠

これまでの研究では，n-3 系脂肪酸が IBD 発症リスクを低下させるといった報告があります [1]。そのため，栄養のガイドラインでは積極的に n-3 系脂肪酸を摂取することを推奨しています。しかし，IBD 患者さんに対して n-3 系脂肪酸のサプリメントの有用性を示す研究は少なく [10]，n-3 系脂肪酸のサプリメントは推奨していません [11]。

魚介類を選ぶときのポイント！

活動期 たらやひらめなどの脂質の低い白身魚を選びましょう。たこやいかなどの軟体動物と貝類は消化が悪いので控えましょう。

狭窄 たこやいかなどの軟体動物と貝類は消化が悪いので控えましょう。

寛解期 さまざまな魚を積極的に摂取しましょう。脂質の高い魚や揚げ物料理の食べ過ぎには注意しましょう。

共通 n-3 系脂肪酸はサプリメントからではなく食べ物からとりましょう。

5. 乳製品

牛乳やヨーグルト，チーズなどの乳製品は，カルシウムをはじめとするミネラルおよびビタミンの重要な供給源のひとつです。また，乳製品には良質なたんぱく質や飽和脂肪酸も多く含まれています。乳製品の糖質の主成分は乳糖であり，乳糖を消化吸収するためにはラクターゼと呼ばれる消化酵素が必要になります。小腸のラクターゼ活性が低下すると乳糖の消化吸収障害が起こり，下痢などの消化器症状が生じます（乳糖不耐症）。

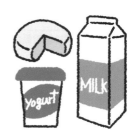

IBD における科学的根拠

IBD では健康な人に比べ，ラクターゼ活性が低下している人が多く，乳糖の吸収不良がみられることが報告されています [12]。しかし，これまでの研究では，乳製品の摂取が IBD 発症リスクや増悪に関係するといった報告はないため [3]，IBD 患者さんは乳製品を摂取しても問題ありません。一方，乳製品が下痢や腹痛を引き起こすと感じている人は多く，自主的に乳製品を制限している IBD 患者さんが多くいます。乳製品全般を制限してしまうと，カルシウムの摂取が不足してしまい骨密度の低下が懸念されます [13]。

● 表12　魚に含まれる脂質量と脂肪酸量（可食部100gあたり）●

分類	食品成分	脂質 （g）	飽和脂肪酸 （g）	一価不飽和 脂肪酸 （g）	n-3系多価不飽 和脂肪酸 （g）	n-6系多価不飽 和脂肪酸 （g）
赤身魚	まあじ	4.5	1.10	1.05	1.05	0.13
	かつお/春獲り	0.5	0.12	0.06	0.17	0.02
	かつお/秋獲り	6.2	1.50	1.33	1.57	0.24
	まさば	16.8	4.57	5.03	2.12	0.43
	さんま	25.6	4.84	10.58	5.59	0.55
	まいわし	9.2	2.55	1.86	2.10	0.28
	さわら	9.7	2.51	3.45	1.70	0.31
	ぶり	17.6	4.42	4.35	3.35	0.37
	はまち	17.2	3.96	5.83	1.88	1.08
	きはだまぐろ	1.0	0.21	0.12	0.21	0.04
	くろまぐろ	1.4	0.25	0.29	0.17	0.03
白身魚	あなご	9.3	2.26	3.70	1.42	0.21
	うなぎ	19.3	4.12	8.44	2.42	0.39
	あゆ	2.4	0.65	0.61	0.46	0.08
	まがれい	1.3	0.23	0.29	0.35	0.06
	子持ちがれい	6.2	1.13	1.72	1.51	0.13
	ぎんだら	18.6	4.50	9.87	1.13	0.29
	まだら	0.2	0.03	0.03	0.07	0.01
	きんめだい	9.0	2.15	3.80	1.37	0.22
	まだい	5.8	1.47	1.59	1.16	0.17
	べにざけ	4.5	0.81	1.75	0.92	0.11
	ししゃも	8.1	1.62	3.40	1.47	0.15
	ひらめ	2.0	0.43	0.48	0.51	0.08
加工品	ツナ缶/水煮/ライト	0.7	0.18	0.11	0.15	0.03
	ツナ缶/水煮/ホワイト	2.5	0.64	0.71	0.62	0.11
	ツナ缶/味つけ/フレーク	2.3	0.58	0.49	0.57	0.11
	ツナ缶/油漬/ライト	21.7	3.37	4.86	1.40	10.76
	ツナ缶/油漬/ホワイト	23.6	4.85	4.24	0.55	11.18

注）赤字の数字は脂質量が多いので，とりすぎに注意する。　　〔日本食品標準成分表2020年版（八訂）〕

乳製品を選ぶときのポイント！

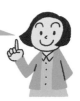

共通　乳糖不耐症のような症状がなければ乳製品を摂取しても大丈夫です。乳製品には飽和脂肪酸も含まれているので低脂肪乳や低脂肪のヨーグルトを選びましょう。バターや生クリームなど脂質の高い食品は控えましょう。チーズでは脂質量の低いカテージチー

ズやリコッタチーズ，アイスクリームでは乳脂肪の少ない氷菓，ラクトアイスを選びましょう。乳糖不耐症ではカルシウムが多く含まれる食品を積極的にとりましょう（32 ページ参照）。

6．大豆製品，豆類

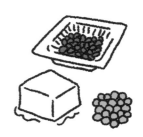

大豆製品，豆類は良質なたんぱく質が含まれており，ビタミンやミネラル，イソフラボンなどのフィトケミカルや食物繊維が豊富なのが特徴的です。また，納豆のような大豆発酵製品は，プロバイオティクス（44 ページ参照）としてのはたらきも期待できるため，腸内細菌叢のバランスを整えるのにも有用とされています。

IBD における科学的根拠

日本で実施された研究では，豆腐およびイソフラボン摂取が潰瘍性大腸炎の発症リスクの増加に関係していたことが報告されています[14]。しかし，海外で行われた研究や日本での他の研究では，豆類（大豆製品含む）の摂取が IBD 発症に影響するという結果は出ていません[1, 15]。また，イソフラボンの摂取は消化器症状を悪化させないことも確認されています。

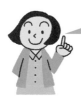

大豆製品や豆類を選ぶときのポイント！

活動期 **狭窄** 豆類には食物繊維が多く含まれている食品が多いため摂取量に注意しましょう。豆腐は食物繊維や脂質が少ないので，安心して食べて大丈夫です。

寛解期 大豆製品には植物性たんぱく質，水溶性食物繊維，ファトケミカル，ビタミン・ミネラルなども豊富に含まれているので積極的にとりましょう。

共通 調製豆乳は脂質が高く，乳化剤や糊料（カラナーギン）などの食品添加物が含まれるので無調製豆乳を選びましょう。

7．油脂類

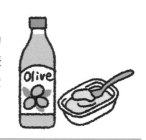

料理に使用する植物油の主成分は不飽和脂肪酸であり，植物油の種類によって含有する脂肪酸のバランスが異なります（**表13**）。また，マーガリンやショートニングにはトランス脂肪酸が含まれており，健康への影響が懸念されています。

IBD における科学的根拠

これまでの研究では，n-6 系脂肪酸やトランス脂肪酸の摂取が IBD 発症リスク増加に関係することが報告されています[1]。また，パーム油やココナッツ油に多く含まれるミリスチン酸という飽和脂肪酸の摂取が潰瘍性大腸炎の再燃リスクに関係することが報告されています[16]。一般的な植物油は n-6 系脂肪酸が多いですが，オリーブ油

表13 調理油に含まれる脂肪酸の特徴

● 表13 　調理油に含まれる脂肪酸の特徴 ●

	脂肪酸の特徴	植物油の種類
IBDでも安心して摂取できる	n-9系脂肪酸が多い植物油	オリーブ油, キャノーラ油, ハイオレイック製品など
	n-3系脂肪酸が多い植物油	アマニ油, エゴマ油など
IBDでは摂取を控える	n-6系脂肪酸が多い植物油	ひまわり油, コーン油, 大豆油など
	トランス脂肪酸を含む食品	マーガリン, ショートニングなど

はn-9系脂肪酸（オレイン酸）が主な脂肪酸なので比較的安心して調理に使用できると考えられます。

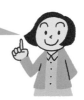

油脂類を選ぶときのポイント！

　共　通　加熱調理にはn-9系脂肪酸が含まれるオリーブ油やキャノーラ油を使いましょう。n-3系脂肪酸を多く含むアマニ油やエゴマ油は加熱調理に向かないのでドレッシングなどに使いましょう。マーガリンやショートニング，これらを使用している洋菓子などは控えましょう。

8. 菓子類，嗜好飲料，アルコール

　一般的に菓子類や嗜好飲料には，砂糖や飽和脂肪酸，n-6系多価不飽和脂肪酸，トランス脂肪酸，食品添加物が多く含まれています。また，コーヒーや紅茶に含まれるカフェインや炭酸飲料，アルコールは，消化管を刺激することが知られています。

IBDにおける科学的根拠

　日本で実施された研究では，砂糖菓子の摂取が潰瘍性大腸炎およびクローン病の発症リスク上昇に関係することが報告されています[15]。一方，海外の研究でも砂糖や清涼飲料水の摂取がIBD発症リスクに関係することが報告されています[17]。

　また，疫学研究や臨床研究では，カフェインや炭酸飲料，アルコールがIBDを直接的に悪化させるという報告はありません。しかし，IBD患者さんのなかにはこれらの飲み物を摂取後に腹痛や下痢を経験している患者さんも多くいます[18, 19]。

　IBD患者さんのなかにはカフェインや炭酸飲料，アルコールの摂取により腹痛や下痢を経験している患者さんも多いですが[18, 19]，臨床研究ではこれらの飲み物が病態を悪化させるという報告はありません。

菓子類や嗜好飲料，アルコールを選ぶときのポイント！

共通 脂質の低い和菓子やノンフライ製品を選び，脂質の高い洋菓子やチョコレート菓子などは控えましょう。砂糖や人工甘味料が多く含まれる清涼飲料水，カフェインを含むコーヒー，アルコールの過度な摂取は控えましょう。

9. 外食・中食

飲食サービスの普及や簡便化志向によって，最近は外食や中食（家庭外で調理された食品を家庭内で食べる）が増えてきています。特に都市部では飲食店の数が多く，利便性も高いことからIBD患者さんでも頻繁に外食をする方は多いと思います。飲食店のなかには，バランスのよい食事を提供するお店やファストフードなどさまざまなお店があります。外食はすべてダメというわけではありませんが，自分の病状にあった飲食店および料理を選択する必要があります。

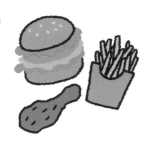

IBDにおける科学的根拠

1992年に報告された臨床研究では，ファストフードを週に2回以上摂取している人は，潰瘍性大腸炎およびクローン病の発症リスクの増加と関係していたことが報告されています[20]が，このほかにIBDと外食に関する報告はありません。

外食や中食を選ぶときのポイント！

活動期 脂質の少ない和食やうどんなどを提供するお店を選びましょう。

寛解期 ファストフードや揚げ物，焼肉など脂質の高い料理の摂取量と頻度に気をつけましょう。

共通 栄養成分表示を確認する習慣をつけ，自分の体調に合った料理を選びましょう。

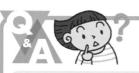

IBDによくない食べ物は食べちゃダメなの？

IBDでは，主に揚げ物や肉料理（特に牛肉，豚肉，加工肉），洋菓子などがよくないとよくいわれます。これらの食べ物を1回食べることによって病気が悪化する可能性は低いので，体調のよいときに少し食べる程度なら問題ないことが多いです。ただし，食べても問題なかったからといって，食べる量や頻度が増えていくと病気を悪化させる可能性があるので量と頻度には注意しましょう。

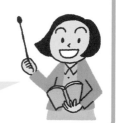

まとめ

　IBDにおける食事・栄養の研究は，十分な科学的根拠があるとはいえず，主治医によっては食事療法は必要ないと考える先生もいると思います。しかし，IBDにおける食事の科学的根拠は少しずつ蓄積され，最近では食事の重要性が再認識されつつあります。前の章で紹介した活動期と寛解期に合わせた栄養素を摂取するには，どのような食品を選ぶかがポイントになります。自分の体調に合わせた食品を選択して，バランスのよい食事をめざしましょう。

point

- 自分の体調にあった食品を正しく選択できるようになりましょう。
- 食事制限を必要以上に行うと栄養バランスが悪くなるため，特定の食品（乳製品など）だけを制限するような食事は避けましょう。
- 特定の食品を摂取後に下痢や腹痛が生じた場合は，その食品を避け別の食品で補うようにしましょう。

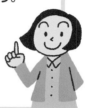

参考文献

1) Hou JK, et al. Am J Gastroenterol. 106(4)：563-573. 2011
2) Chiba M, et al. World J Gastroenterol. 28；16(20)：2484-2495. 2010
3) Levine A, et al. Clin Gastroenterol Hepatol. 18(6)：1381-1392. 2020
4) Sugihara K, et al. Front Immunol. 15；9：3183. 2017
5) Brotherton CS, et al. Clin Gastroenterol Hepatol. 14(8)：1130-1136. 2016
6) Limdi, et al. Inflamm Bowel Dis. 22(1)：164-170. 2016
7) 厚生労働省. 国民栄養調査（2000-2002年）. 国民健康・栄養調査（2003-2017年）
8) Jowett SL, et al. Gut. 53(10)：1479-1484. 2004
9) Albenberg L, et al. Gastroenterology. 157(1)：128-136.e5. 2019
10) Turner D, et al. Inflamm Bowel Dis. 17(1)：336-345. 2011
11) Bischoff SC, et al. Clin Nutr. 42(3)：352-379. 2023
12) Szilagyi A, et al. Nutr J. 15(1)：67. 2016
13) Larussa T, et al. Medicina (Kaunas). 20；55(8). 2019
14) Ohfuji S, et al. PLoS One. 14；9(10)：e110270. 2014
15) Sakamoto N, et al. Inflamm Bowel Dis. 11(2)：154-163. 2005
16) Barnes LE, et al. Clin Gastroenterol Hepatol. 15(9)：1390-1396.e1. 2017
17) Spooren CE, et al. Aliment Pharmacol Ther. 38(10)：1172-1187. 2013
18) Marsh A, et al. Clin Nutr ESPEN. 31：10-16. 2019
19) Hey H, et al. Scand J Gastroenterol. 42(8)：968-972. 2007
20) Persson, et al. Epidemiology. 3(1)：47-52. 1992

4 IBDとプロバイオティクス

❶ プロバイオティクスとは

　プロバイオティクスとは，ヒトの体のなかの腸内細菌のバランスを改善することによって，健康によい影響を与える生きた微生物のことで，乳酸菌やビフィズス菌などのいわゆる善玉菌というものです。IBD患者さんがよく処方されている整腸剤（ビオフェルミン®，ミヤBM®錠など）もプロバイオティクスのひとつです。一方，健康によい影響を与える腸内細菌を増やし，あるいは体にとって有害な細菌の増殖を抑制することで，ヒトの健康に有益な効果をもたらす消化されにくい食品成分（難消化性食品成分）のことをプレバイオティクスといいます。このプロバイオティクスとプレバイオティクスをいっしょに摂取することをシンバイオティクスといい，腸内環境を整えるのにシンバイオティクスは有用です（**図5**）。

プロバイオティクス
健康によい影響を与える生きた微生物
例：乳酸菌，ビフィズス菌，酪酸菌
ヨーグルト　納豆　ぬか漬け　キムチ
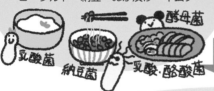

プレバイオティクス
善玉菌のエサになる食品成分
例：食物繊維，オリゴ糖
野菜　果物　きのこ

シンバイオティクス
プロバイオティクスとプレバイオティクスを組み合わせたもの
例：
ヨーグルトと果物を
いっしょに食べる

図5　プロバイオティクス/プレバイオティクス/シンバイオティクスの違い

❷ IBDにおける腸内細菌の役割

　健常なヒトの腸内には約1,000菌種，100〜1,000兆個もの腸内細菌が生息しています。IBDでは，腸内細菌のバランスが乱れていることが古くから知られており，腸内細菌とIBDの関係について研究されてきました。たとえば，腸内細菌をもたないマウスは腸の炎症を発症しないことが報告されていることや，腸内細菌に影響を与える抗生物質の使用がIBD発症のリスク因子として示されていることから，腸内細菌が病気の発症

や悪化に関与することが明らかにされています。そのため，プロバイオティクスといった腸内細菌を標的にした治療法の研究が進められてきました。

❸ IBD に対するプロバイオティクスの効果

IBD 患者さんにプロバイオティクスが有効かどうか，これまでに多数の研究で検証されてきました。これらの研究では，活動期の潰瘍性大腸炎患者さんに対するプロバイオティクスの投与は，プラセボ（偽薬）に比べ，臨床的な寛解導入率が高いことが示されています[1]。しかしながら，効果のみられたプロバイオティクスの製品は日本で発売されておらず，クローン病ではプロバイオティクスの効果は得られていないため，日本や米国のガイドラインでは IBD 患者さんに対するプロバイオティクスの使用は推奨していません[2,3]。

IBD 患者さんがよく処方されている整腸剤（**表14**）は副作用の心配がほとんどなく，腸内環境のバランスを整えるという効果は期待できるため，処方されている場合が多いのではないかと思われます。複数の菌株が配合されたプロバイオティクスが IBD に有効であったという報告もあるので，今後新たなプロバイオティクスが開発されることが期待されています。

● **表14　IBD でよく処方される整腸剤** ●

製品名	成分・含量	菌種	製品写真
ビオフェルミン®	ラクトミン：6 mg／1 g	*Streptococcus faecalis* *Bacillus subtilis*	
ビオフェルミン®錠剤	ビフィズス菌：12 mg／1 錠	*Bifidobacterium bifidum*	
ラックビー®錠	ビフィズス菌：10 mg／1 錠	*Bifidobacterium longum* *Bifidobacterium infantis*	
ミヤ BM®錠	酪酸菌：20 mg／1 錠	*Clostridium butyricum*	
ビオスリー®配合錠	ラクトミン：2 mg／1 錠 酪酸菌：10 mg／1 錠 糖化菌：10 mg／1 錠	*Enterococcus faecium* *Clostridium butyricum* *Bacillus subtillis*	

❹ プロバイオティクス・プレバイオティクスが含まれる食品を摂取するうえでの留意点

プロバイオティクスやプレバイオティクスが含まれる食品を摂取する際に腹痛や下痢などの消化器症状が出ることがあります。また乳酸菌飲料では，添加物が消化器症状の原因になることもあり注意が必要です。新しく食事に導入する食品や製品では消化器症状が出ないことを確認しながら少量から徐々に摂取量を増やしていきましょう。

ま と め

　IBD に対するプロバイオティクスの効果についてはさまざまな研究が行われていますが，まだ十分な科学的根拠はなく，日本のガイドラインでは IBD 患者さんに対してプロバイオティクスは推奨されていません。しかし，腸内細菌のバランスを整えることは IBD の治療において重要と考えられています。プロバイオティクスや善玉菌の餌となるプレバイオティクスが多く含まれる食品を意識して食事にとり入れ，自分のできるところから腸内環境を整えていきましょう。

point

- **海外で有効性が報告されているプロバイオティクスの製品は日本では入手することができず，ガイドラインでは IBD の病気を治療するためのプロバイオティクスの使用は推奨していません。**
- **プロバイオティクスは副作用の心配がないことから，腸内環境のバランスを整える目的で整腸剤が処方されている場合が多いです。**
- **プロバイオティクスやプレバイオティクスは食事からも摂取可能なので，積極的に摂取しましょう。**

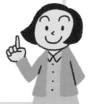

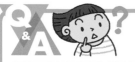 **腸内細菌を移植する治療法が IBD に効くらしいけど本当なの？**

IBD の治療法として，健康な人の糞便（腸内細菌）を患者さんに移植する糞便移植療法（Fecal microbiota transplantation；FMT）の研究が進められています。FMT は，健康な人の腸内細菌を移植することにより IBD 患者さんでみられる腸内細菌の異常を是正する治療法になります。潰瘍性大腸炎では有効性が報告されていますが，まだ効果が高い治療法とはいえません。FMT はまだ適切な方法が定められておらず，適切なドナーの選択や投与ルート，投与方法，前処置などさまざまな課題点が挙げられています。このように課題点が多い治療法ですが，将来性は高いと思われるので，今後の研究に期待したいですね！

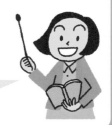

参考文献

1) Kaur L, et al. Probiotics for induction of remission in ulcerative colitis. Cochrane Database Syst Rev. 2020 Mar 4 ; 3 : CD005573.
2) 日本消化器病学会. 炎症性腸疾患（IBD）診療ガイドライン 2016. 南江堂. 2016
3) Su LG, et al. AGA Clinical Practice Guidelines on the Role of Probiotics in the Management of Gastrointestinal Disorders. Gastroenterology. 159(2) : 697-705. 2020

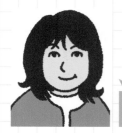

洋食好きの現代っ娘が基本和食のクローン病に！
母，途方に暮れるが今はなんとかやっているお話

なちさん
（クローン病患者の母親）

診断の経緯

　娘が中学校3年生のときに発症しました。当時娘はクラブ活動で忙しかったため，睡眠時間も短く，食事の時間も限られているような生活でした。そんなある日，異常な口内炎が口のなかにどんどん広がり，水を飲むのも痛がるようになりました。その後，発熱や結節性紅斑などの症状も出てきたので，当初は市民病院の小児科に検査入院しましたが，炎症性腸疾患が疑われるといわれたものの確定診断には至りませんでした。そして小児IBD領域の権威の先生がいる大学病院に転院したところ，クローン病の確定診断となりました。診断がついたとき，体調不良の原因がわかった喜びと難病だったという深い悲しみがともにやってきました。診断がつき，今後のことを娘と話し合い，お母さんは食事づくりを頑張るから娘はお薬（ヒュミラ®）とエレンタール®を飲むことを頑張ると約束しました。

診断直後の治療

　診断直後は主治医の指示で絶食を行うと，みるみる症状が改善し，本当に驚きました。そしてエレンタール®がはじまりました。主治医から「これがちゃんと飲めるかどうかで病気との付き合い方が変わる」といわれ，おいしくないことは知っていたので，娘が飲めなかったらどうしようと不安でしたが，娘が初めてエレンタール®を飲んだとき，「思ったよりまずくない，これなら飲める」といってくれたので心底ほっとしました。その後，ヒュミラ®の投与がはじまり，症状は安定しました。主治医の指示で症状がコントロールできるようになったので，IBDに精通している現在の主治医をとても信頼しています。

退院後の食事の対応

　退院当初は何をつくってよいかわかりませんでした。そこで入院中の献立をとっておき，娘においしかったものに印をつけてもらい，病院に行ったときに印のついたレシピを管理栄養士さんに教えてもらいました。病院で出ていたものをつくれば間違いないと思ったのです。その後はさまざまなIBDのレシピ本を読みながら学んでいきました。

娘の好きな洋食

　娘は和食よりも洋食が好みです。「IBDだと和食しか食べられない，おいしいものが食べられない」という概念が悔しく，クローン病でもおいしいものを食べられる！　娘の喜ぶ顔が見たい！　との思いで積極的に洋食をつくっています。IBD用のレシピではなくても，牛肉や豚肉を鶏肉に変え，ノンオイルでつくれる料理はたくさんあります。娘は鶏ひき肉が好きなので，ひき肉レパートリーも増えました。今は狭窄がないので，野菜をできるだけ使おうと思い，好きなトマトを面倒ですが毎回皮と種をとって出しています。白菜やキャベツは煮るとやわらかくなるので，料理によく使っています。娘もキャベツを食べると便の調子がよいといいます。調味料も駆使しています。デミグラスソース（予想外に低脂質），ケチャップ，低脂質マヨネーズ，オイスターソース，ナンプラー，マスタード，スイートチリソース，ハーブなどを工夫しながらさまざまな料理に用いています。

娘への思い

　将来，娘が手術するときはそばにいてあげたい。一人ぼっちにさせたくない。誰かといっしょにいてほしい。私もいい歳なので，最近はそんなことばかり考えてしまっています…病気をもっていても幸せな人生を歩んでほしいと心の底から願っています。

5 消化器症状に対する食事療法—低 FODMAP 食

IBD 患者さんのなかには，寛解期で病気が落ち着いているのに腹痛や下痢などの消化器症状を経験する方もいるのではないでしょうか？　海外では，過敏性腸症候群の消化器症状を軽減するために低 FODMAP（フォドマップ）食という食事療法が広く普及しています[1]。最近の研究では，この低 FODMAP 食が IBD 寛解期の消化器症状に対しても有効であることが明らかになってきました。ここでは，消化器症状を軽減する食事療法である低 FODMAP 食について紹介します。

❶ FODMAP とは

フォドマップ（FODMAP）とは，Fermentable：発酵性の，Oligosaccharides：オリゴ糖（フルクタン，ガラクトオリゴ糖），Disaccharides：二糖類（ラクトース），Monosaccharides：単糖類（フルクトース）and Polyols：ポリオール（ソルビトール，マンニトール，イソマルト，キシリトール，グリセロール）の頭文字を組み合わせた言葉です。通常，多くの人はこれらの FODMAP を問題なく消化・吸収することができます。しかし，IBD 患者さんのなかには，これらの FODMAP の一部を小腸で消化・吸収することができず，そのまま小腸に残ってしまうことがあります。小腸内に残存した FODMAP は，小腸の表面から水を吸い，消化管内に過剰に水分を滞留させて腹痛や下痢を引き起こすと考えられています[1]。さらに FODMAP は，大腸で腸内細菌により発酵され，ガスが産生されます。この過剰なガスがお腹の張りや腹痛の原因になると考えられています（**図6**）。

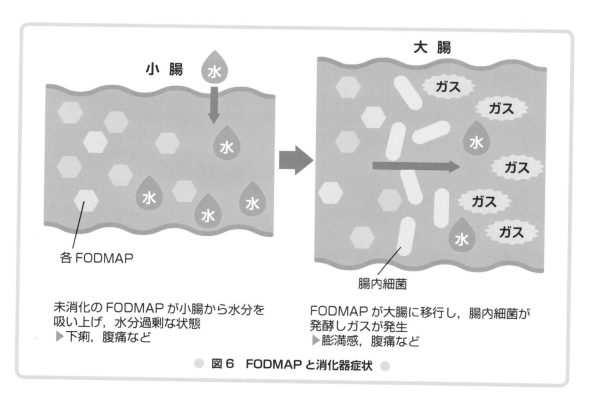

未消化の FODMAP が小腸から水分を吸い上げ，水分過剰な状態
▶下痢，腹痛など

FODMAP が大腸に移行し，腸内細菌が発酵しガスが発生
▶膨満感，腹痛など

● 図6　FODMAP と消化器症状 ●

❷ FODMAP が含まれる食品

　各 FODMAP 群を多く含む食品を**表15**に示します。FODMAP はさまざまな食品に含まれており，同じ分類の食品のなかでも FODMAP を多く含むものと少ないものがあります。また食材だけではなく，食品添加物にも FODMAP が含まれているため，低FODMAP 食を実践するには注意する必要があります。低 FODMAP 食は，これらのFODMAP が含まれた食品のなかで自分自身の消化器症状につながる FODMAP グルー

● **表15　FODMAP が含まれる主な食品/含まれない主な食品** ●

	低 FODMAP	高 FODMAP
穀類	・白米　・玄米　・米粉製品 ・そば　・じゃがいも　・グルテンフリー製品 ・とうもろこし（1/2 本・38 g）	・小麦製品（うどん，パン，パスタなど） ・大麦　・ライ麦
果物類	・いちご　・キウイフルーツ（小 2 つ・150 g） ・ぶどう　・みかん　・オレンジ ・バナナ（熟していない・中型 1 本・112 g） ・パインアップル（1 カップ・140 g） ・メロン（緑色・1 カップ・90 g） ・ブルーベリー（1/4 カップ /40 g） ・レモン（1/2 カップ・125 g） ・ライム（1 カップ・250 g） ・ラズベリー（30 ベリー・60 g）	・もも　・りんご　・さくらんぼ ・あんず　・柿　・すいか ・アボカド　・マンゴー ・レーズン　・グレープフルーツ ・フルーツ缶詰（高 FODMAP 添加物が使われているもの）
野菜類 きのこ類	・だいこん　・きゅうり　・かぼちゃ ・にんじん　・なす（1 カップ・75 g） ・キャベツ（3/4 カップ・75 g）　・白菜 ・オクラ（6 本程度・75 g）　・しょうが ・ブロッコリー（3/4 カップ・75 g） ・レタス　・ピーマン（1/2 カップ・52 g） ・ほうれんそう（1 と 1/2 カップ・75 g） ・トマト（にんにくやたまねぎが含まれるトマト製品に注意）　・かぶ（1/2 個・75 g）	・たまねぎ　・にんにく ・アスパラガス　・にら ・マッシュルーム　・カリフラワー
豆類・ 大豆製品	・木綿豆腐　・枝豆（1/2 カップ・90 g）	・絹ごし豆腐 ・左記以外のほとんどの豆類
乳製品	・ラクトースフリーの乳製品　・バター ・カッテージ　・リコッタ以外のチーズ	・牛乳　・ヨーグルト ・アイスクリーム　・カスタード ・チーズ（カテージ，リコッタ以外）
魚介類 肉類 卵	・赤身魚　・白身魚　・青魚 ・えび　・いかなどの魚介類 ・牛肉　・豚肉　・鶏肉　・卵	・加工肉（（ソーセージ，ハムなど）高FODMAP 添加物が使われているもの）
嗜好飲料	・水　・緑茶　・コーヒー　・ビール　・ワイン ・紅茶（濃い目の紅茶は 180 mL まで）	・ウーロン茶　・豆乳　・カモミール ・ココナッツミルク　・チャイ
添加物	・コーンスターチ　・ステビア　・タピオカ ・醤油（2 テーブルスプーン・42 g） ・グラニュー糖　・ホエイ（乳清）　・酢 ・スクラロース　・アスパラテーム ・味噌（2 テーブルスプーン・12 g） ・ブドウ糖　・サッカリン	・イヌリン　・異性化糖（HFCS） ・はちみつ　・キシリトール ・イソマルトール　・アガペシロップ ・ソルビトール　・代替肉（大豆由来） ・フルクトース　・オニオンパウダー

参考：Monash University FODMAP diet アプリ　一食あたりの FODMAP 含有量により分類
注）・分量の記載がある食品は記載された分量以下の摂取にとどめる。
　　・コンビニエンスストアなどのお弁当，冷凍食品，加工品，タレなどには高 FODMAP のたまねぎ，にんにく，その他の高 FODMAP 製品，添加物が含まれていることが多いので，必ず食品表示ラベルを確認。

プを特定し，それらを避けながらも栄養バランスのよい食事を行う食事療法です。

③ 低FODMAP食の流れ

　低FODMAP食は，FODMAPをただ制限するだけではありません。まず，FODMAPが本当に消化器症状の原因となっているのかを確認し，原因となるFODMAPの量と種類と調べた後に，自分が許容できるFODMAPを摂取しながらバランスのよい食生活をめざす食事療法です。これらを実践するために，低FODMAP食は，FODMAP制限期間，チャレンジ期間，維持期間の3つの段階に分けられます（**図7**）。

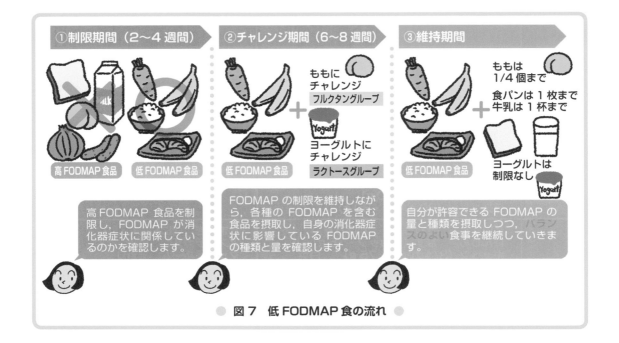

● **図7　低FODMAP食の流れ** ●

1. 制限期間

　制限期間は，高FODMAPの食品（**表15**）を可能な限りとり除き，消化器症状（腹部膨満感・腹痛・便回数・便の形状）に変化があるかを確認します。消化器症状が改善した場合はFODMAPが消化器症状の原因である可能性があるため，次のチャレンジ期間に進みます。消化器症状が改善しなかった場合，まずはFODMAPが適切にとり除けていたかを食事記録をつけて確認します。もし高FODMAPの食品を摂取していた場合はそれらの食品をとり除き，再び低FODMAP食を実施します。もしFODMAPが適切にとり除けていても症状が改善しない場合は，消化器症状の原因がFODMAPではないと考えられるため，別の食事療法や薬物療法などに治療法を切りかえる必要があります。

2. チャレンジ期間（再導入期間）

　チャレンジ期間（再導入期間）は，消化器症状が出るFODMAPの種類と量を把握する期間になります。制限期間で行っていたように低FODMAP食を継続しつつ，各FODMAP

のグループが含まれる食品をそれぞれ摂取し、消化器症状が出るかを確認していきます。

FODMAP は大きく 5 つのグループにわけられます（**表 16**）。この表から食品を 1 品ずつ選び、少量ずつ試していきます。具体的には、1 日目にはヨーグルトを 1 カップの半分、2 日目にはヨーグルト 1 カップというように徐々に量を増やしていきます。摂取後に消化器症状が起きない場合、その食品は食べても問題ないということがわかります。一方、症状が出た場合は、症状が出る量まではその食品が許容できるもしくはまったく許容できないかのどちらかと判断できます。FODMAP が含まれるすべての食品の反応を確認すると時間がかかってしまうので、普段自分自身がよく食べていた食品や、これからも食べたいと思う食品を中心に試していきましょう。

● 表 16　各種の FODMAP が多く含まれる主な食品 ●

FODMAP 群	多く含まれる食品
フルクタン	・穀類：小麦製品（うどん，パン，パスタなど），大麦 ・果物類：もも，グレープフルーツ，すいか，柿 ・野菜類：アスパラガス，にんにく，たまねぎ ・その他：グリンピース，大豆，ウーロン茶，チャイなど
ガラクトオリゴ糖	・豆類：いんげん豆，グリンピース，大豆，豆乳　など
ラクトース	・乳製品：牛乳，アイスクリーム，ヨーグルト，カテージチーズ，リコッタチーズなど
フルクトース	・果物類：りんご，熟したバナナ，さくらんぼ，マンゴー，すいか ・野菜：アスパラガス ・その他：はちみつ，フルクトースを含む飲み物，異性化糖
ポリオール	・果物類：りんご，さくらんぼ，もも，すいか ・野菜：カリフラワー ・その他：ソルビトール，キシリトール

注）ひとつの食品に複数の FODMAP が含まれることがある。

3. 維持期間

維持期間では、制限期間で特定した FODMAP グループに含まれる食品を避けつつ、栄養バランスのよい食事を続けます。特に低 FODMAP 食では、一部の野菜・果物・乳製品を制限する場合が多く、ビタミン・ミネラル不足が起こりやすいため注意が必要です [2]。FODMAP が含まれていない、もしくは消化器症状が出なかった FODMAP グループに含まれる野菜や果物を積極的に摂取し、栄養バランスのよい食事を心がけましょう。また、体重変動や血液検査を定期的に確認し、栄養素の不足がないか確認しましょう。

④ 低 FODMAP 食の献立例

表 15 に示した高 FODMAP の食品を制限しつつ、低 FODMAP の食品を組み合わせて献立を立てていきます。実際の低 FODMAP 食の献立例を紹介します（**図 8**）。食べる食品の種類を過度に減らすのではなく、低 FODMAP 食のリストのなかからさまざまな食材を選び、主食・主菜・副菜の揃った栄養バランスのよい食事を心がけましょう。

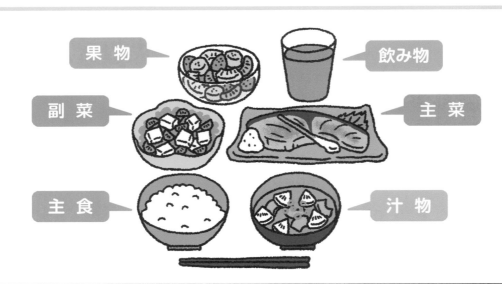

	含めることができる主な食材・料理	参考レシピ
主食	白米，玄米，米粉製品，そば，グルテンフリーパン/パスタ，サワードパン	・いわしの蒲焼丼（p.97） ・鶏むね肉のそぼろ丼（p.103）
主菜	焼き魚，刺身，グリルチキン（付け合わせにたまねぎ，ニンニクなどの高 FODMAP 製品を用いない），卵焼き/目玉焼きなど	・いわしの煮つけ（p.77） ・豚肉のしゃぶしゃぶ（p.87） ・高野豆腐の豚肉巻き（p.86）
副菜	サラダ・煮物など ※下記の野菜を使用 だいこん，きゅうり，かぼちゃ，にんじん，しょうが，レタス，ほうれんそう（1 と 1/2 カップ・75 g），トマト，なす（1 カップ・75 g），キャベツ（3/4 カップ・75 g），オクラ（6 本程度・75 g），ブロッコリー（3/4 カップ・75 g）など	・なすとピーマンとツナの味噌炒め（p.82） ・鶏ささみの甘酢あえ（p.84） ・長芋の味噌お焼き風（p.95）
汁物	味噌汁・スープなど ※副菜と同じ野菜を使用。豆腐は木綿豆腐を選ぶ	・味噌スープ（p.109）
果物	いちご，キウイフルーツ（小 2 つ・150 g），ぶどう，みかん，オレンジ，パインアップル（1 カップ・140 g），メロン（緑色・1 カップ・90 g），ブルーベリー（1/4 カップ・40 g），バナナ（熟していない・中型 1 本・112 g），レモン（1/2 カップ・125 g），ライム（1 カップ・250 g），ラズベリー（30 ベリー・60 g）など	
飲み物	水，緑茶，紅茶，コーヒーなど	

注）分量の記載がある食品は記載された分量以下の摂取にとどめる。

● 図 8　低 FODMAP 食の献立例 ●

⑤ 低 FODMAP 食での注意点

　飲食店の料理や持ち帰りの弁当，加工食品，菓子類には，高 FODMAP 食品が使われていることが多いです。そのため，低 FODMAP 食の制限期間では，外食は可能な限り避けるか回数を減らす，あるいは食品表示を確認し，FODMAP が含まれていないか確認しましょう。外食を避けられない場合は，そばや丼ぶりといった和食の原材料がわかりやすい料理がおススメです。また間食をするときは，おにぎりや低 FODMAP の果物などを摂取しましょう。

❻ IBD に対する低 FODMAP 食の効果

これまでの IBD に対する低 FODMAP 食の効果を検証した研究では，低 FODMAP 食によって腹痛，下痢，膨満感などの症状が改善されたことが報告されています[3]。しかし，これらの研究は低 FODMAP 食の制限期間のみの効果を評価しており，チャレンジ期間や維持期間などの長期的な効果はわかっていません。そのため，今後はより長期の低FODMAP 食の臨床効果や安全面での評価が待たれています。

まとめ

　低 FODMAP 食は，欧米を中心に IBD 患者さんや過敏性腸症候群患者さんの食事療法として普及してきています。しかし，日本ではまだ普及しておらず，医師や管理栄養士でも低 FODMAP 食を正確に理解している人は多くありません。今後，日本での科学的根拠が蓄積されることによって低 FODMAP 食が広がる可能性があるので，今後の研究が楽しみです。

point

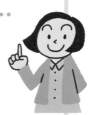

- ・食品中に含まれる FODMAP は，腹痛や腹部膨満感，下痢などの消化器症状の原因となっている場合があります。
- ・低 FODMAP 食は FODMAP を制限するだけではなく，自分が許容できる FODMAP の種類と量を把握しながらバランスのよい食事をめざす食事療法です。
- ・低 FODMAP 食は，寛解期 IBD 患者の消化器症状を改善することが明らかにされています。

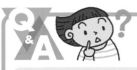

FODMAP が含まれる食品はどうやって調べるの？

FODMAP が含まれる食品の日本語のデータベースはありません。本書に記載のない食品に FODMAP が含まれているかを確認したい場合は，オーストラリアのMonash University が開発した "Monash University FODMAP diet" アプリを使う必要があります（980 円，IOS，Android 対応）。Monash University はひとつひとつの食品に含まれる FODMAP の分量を測定し，その結果をアプリに反映しています。データの信頼性が高いことから世界中の医療従事者・研究者がこのアプリを使っています。すべての食品にイラストがついていて，高 FODMAPに該当するかが色（緑色・黄色・赤色）で示されているので，英語が苦手な方でも比較的使いやすいアプリです。使ってみてはいかがでしょうか。

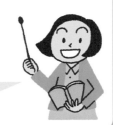

参考文献
1) Staudacher HM, et al. Gut. 66(8) : 1517-1527. 2017
2) Eswaran S, et al. Curr Opin Pharmacol. 37 : 151-157. 2017
3) Zhan YL, et al. Clin Nutr. 37(1) : 123-129. 2018

6 IBD における寛解期の便秘

❶ IBD における便秘

　IBD では下痢や排便回数に悩んでいる患者さんが多いですが，便秘に悩まされている患者さんも多くいます。便秘は健康な人でも高頻度にみられる機能性消化管障害であり，日本でも約 14％の人が慢性便秘であることが報告されています[1]。ここでは便秘の原因と対処方法について紹介します。

❷ 便秘の原因

　便秘は，原因や症状などさまざまな観点から病態が分類されています。慢性便秘症ガイドラインでは，慢性便秘の原因として，大きく器質性便秘と機能性便秘に分類しています。器質性便秘とは，病気による炎症などで大腸の形態が変化したことによって起こる便秘です。一方，機能性便秘は，大腸の形態は変化していないが，大腸の排便機能がうまく働いていない状態のことをいいます。

　器質性便秘と機能性便秘は，その症状などによりさらに細分化されます（**表17**）。そのため，"便秘"といってもさまざまな原因が考えられるため，その原因によって対処法が異なります。まずは自分の便秘が何であるのか原因を特定することが大事なので，主治医に相談して原因を突きとめましょう。

● 表17　便秘の分類 ●

原因分類		症状分類	分類・診断のための検査方法	原因となるべ病態・疾患
器質性	狭窄性		大腸内視鏡検査，注腸X線検査など	大腸がん，クローン病，虚血性大腸炎など
	非狭窄性	排便回数減少型	腹部X線検査，注腸X線検査など	巨大結腸など
		排便困難型	排便造影検査など	直腸瘤，直腸重積，巨大直腸，小腸瘤，S状結腸瘤など
機能性		排便回数減少型	大腸通過時間検査など	特発性 症候性：代謝・内分泌疾患，神経・筋疾患，膠原病，便秘型過敏性腸症候群など 薬剤性：向精神薬，抗コリン薬，オピオイド系薬など
				経口摂取不足（食物繊維摂取不足を含む） 大腸通過時間検査での偽陰性など
		排便困難型	排便造影検査など	硬便による排便困難・残便感 （便秘型過敏性腸症候群など）
				骨盤底筋協調運動障害 腹圧（怒責力）低下，直腸感覚低下，直腸収縮力低下など

〔日本消化器病学会関連研究会　慢性便秘の診断・治療研究会. 慢性便秘症診療ガイドライン2017より〕

③ 便秘に対する対処方法

　IBD患者さんでみられる便秘がIBD特有のものなのか，一般的な便秘と同じなのかはわかっていません。しかし，腸管の狭窄による便秘を除けば，一般的な便秘の対処法によってIBD患者さんの便秘は改善することが多いです。便秘に悩んでいる方は，**図9**に示すポイントに注意してみましょう。

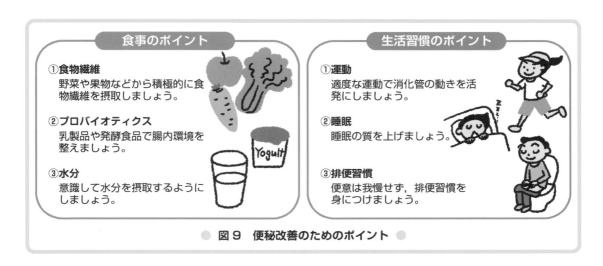

● 図9　便秘改善のためのポイント ●

1. 食事のポイント

①食物繊維

　食物繊維は便の量や性状を改善するだけではなく，腸内環境を整えることによって便の大腸通過時間を短くするはたらきがあります。排便リズムを改善させるためにも，食物繊維を積極的に摂取する必要があります。食物繊維は水に溶けやすいか溶けにくいかによって，水溶性と不溶性の食物繊維に分かれ，それぞれ便秘への効果が異なります。36ページの食物繊維を多く含む食品を参考に，食物繊維を積極的に摂取しましょう。

②プロバイオティクス

　プロバイオティクスは，腸内環境を良好に保つことによって，腸管運動を整え，排便回数を増加させると考えられています。腸内環境を整えるためにも，44ページに示すような乳製品や発酵食品などのプロバイオティクスを積極的に摂取しましょう。

③水　分

　水分摂取量が不足すると，便がかたくなってしまい，排便しづらくなります。十分な水分補給はIBD患者さんによくみられる脱水を防ぐだけではなく，消化管で便をやわらかくし，便秘を改善するために重要です。1日に1,500～2,000mL程度の水分を意識して摂取しましょう。特に，朝起きてからすぐにコップ1杯の水を飲むことで消化管が刺激されるので便秘に効果的です。

2. 生活習慣のポイント

①運　動

　身体活動や運動の不足によって消化管の動きが抑制され，慢性便秘の原因となっている可能性があります。IBD 患者さんは，健康な人と比べて運動量は同等かやや少ないことが報告されています [2]。適度な運動は，IBD の病気を悪化させることはなく，精神的ストレスの軽減や病気の改善効果が期待できます [2]。特にウォーキングやジョギングなどの有酸素運動は身体に負担が少なく消化管の動きも活発にするため，便秘の方は積極的に身体を動かしましょう。

②睡　眠

　睡眠の質が低い人は便秘であることが多いことが報告されており [3]，睡眠と便秘が関連することが考えられています。IBD 患者さんは，健康な人よりも睡眠の質が低いことが報告されており，病気の再燃や慢性疲労に関与する可能性が示唆されています [3]。生活リズムの改善や就寝前のアルコール・カフェインの摂取，就寝前の電子機器の使用を控え，睡眠の質を上げましょう。

③排便の習慣

　時間がないからとトイレに行くのを我慢していると，消化管の動きが悪くなり便意を感じにくくなってしまいます。便秘を改善するためにも，便意を我慢せずに排便する習慣を身につけましょう。

3. 便秘薬のポイント

　食事や生活習慣を改善させても便秘が治らない場合，便秘を放置すると腸内環境のバランスが崩れる可能性があるため，便秘薬により治療する必要があります。主治医と相談し，自分の症状や状況にあった便秘薬を処方してもらいましょう。下記に症状によって注意が必要な一部の便秘薬について記します。

●潰瘍性大腸炎・活動期

　腸の動きを促進する刺激性下剤（一般名：センノシド，センナ，アロエ，ビサコシル，ピコスルファートナトリウム）は腸の動きを促進し炎症を悪化させる可能性があるため使用を控えたほうがよいといわれています。また潰瘍性大腸炎で直腸炎がある場合，直腸に直接薬剤を投入する，坐剤，座薬，浣腸液の使用は避けましょう。

●クローン病・狭窄

　刺激性下剤は腸閉塞につながる可能性があるため注意が必要です。また酸化マグネシウムは閉塞により腸に滞留すると高マグネシウム血症を起こす可能性があり注意が必要です。

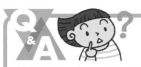

IBD では便秘に悩む患者さんが多く，腸管の狭窄が原因ではない場合，一般的な便秘の対処法によって症状が緩和することが多くあります。食事では，食物繊維の摂取，プロバイオティクスの摂取，水分の補給が重要になります。また適度な運動や十分な睡眠，適切な排便の習慣により状況が改善することもあります。便秘は下痢などと同様に生活に大きな影響を与えます。便秘の症状に気づいたら自分で抱え込まず，主治医に相談しましょう。

point ●

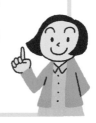

- **便秘はさまざまな原因が考えられるため，原因に応じた対処法を行うことが重要です。**
- **活動期や消化管の狭窄による器質性便秘は，まず病状を回復させることが大切です。**
- **機能性便秘は，食事や生活習慣を見直して改善させましょう。**
- **便秘薬を使用する場合は，使用前に主治医に確認しましょう。**

Q&A ? 　　**食物繊維のサプリメントは摂取しても大丈夫？**

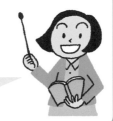

ドラッグストアなどにはたくさんの食物繊維のサプリメントが販売されています。一部の研究では，食物繊維のサプリメントが潰瘍性大腸炎患者さんに有効であったことが報告されていますが，まだ研究が不十分なので栄養のガイドラインではサプリメントの摂取を推奨していません。野菜や果物には食物繊維以外にもたくさんの栄養素が含まれているので，食事からとるように心がけましょう。

参考文献
1) 中島淳. 診断と治療. 101：211-216. 2013
2) Ali, et al. Inflamm Bowel Dis. 20(11)：1986-1995. 2014
3) Rozich, et al. Am J Gastroenterol. 115(6)：832-840. 2020

7 IBD と食品添加物

1 IBD と食品添加物の関係

　食品加工技術の発展により，さまざまな加工食品が販売されるようになってきました。加工食品には，食品の加工・保存性などを向上させる目的に食品添加物が使用されています。食品添加物は，国によって安全性が評価されており，生体にとって有害ではない濃度で食品に利用されているので，健康な人が通常量を摂取する分には問題ないと考えられます。しかし，過剰な量の摂取が病気に及ぼす影響はわかっておらず，病気への影響が懸念されています。ここでは，食品添加物が IBD にどのような影響を及ぼす可能性があるのかを紹介します。

2 IBD における食品添加物の影響

　IBD に食品添加物がかかわっている可能性は古くから考えられていましたが，具体的な科学的根拠はありませんでした。しかし，超加工食品（Ultra Processed Food）の摂取の増加が IBD 発症に関係するという研究が最近報告され，食品添加物などが IBD に及ぼす影響が再注目されています[1]。またヒトに対する食品添加物の影響を検証した臨床研究は少ないですが，動物などを用いた基礎研究では，食品添加物が IBD の病態に与える影響が明らかになってきました（**表 18**）。これまでの基礎研究結果から，The International Organization for the Study of Inflammatory Bowel Disease（IOIBD）の食事ガイドラインでは，科学的根拠のレベルは高くはありませんが，IBD に悪影響を及ぼす可能性のある食品添加物の摂取を制限または減らすべきと推奨しています[2]。

● 表 18　IBD に影響する可能性のある食品添加物 ●

添加物名	IBD と関連する物質	含まれる食品・製品
乳化剤	・カルボキシメチルセルロース ・ポリソルベート-80	アイスクリーム，乳飲料，チョコレートなど
人工甘味料	・マルトデキストリン ・スクラロース	清涼飲料水，菓子，砂糖代替食品など
増粘安定剤	・カルボキシメチルセルロース ・カラギーナン	アイスクリーム，加工肉，練り製品など
着色料	・二酸化チタン ・赤色 40 号	ガム，歯磨き粉など 清涼飲料水，菓子など

1. 乳化剤

　IBD に悪影響を与える可能性のある食品添加物として現在最も注目されているのが乳化剤です。乳化剤は，通常は混ざらない水と油を混ぜ合わせるものに使用する添加物で，食品の風味や保存性の改善などに利用されます。IBD の発症率が高い国では乳化剤の消費量が多いことから，IBD 発症に乳化剤が影響することが示唆されていました[3]。これまでの基礎研究では，乳化剤のひとつであるカルボキシメチルセルロース（CMC）ある

いはポリソルベート -80（P80）をマウスに投与すると，腸内細菌のバランスが乱れ，腸管の炎症が悪化することが報告されています[4]。この研究のほかにも，CMC や P80 の摂取が腸炎のマウスや大腸がんをもつマウスの病態を悪化させることが報告されていますが[5,6]，実際に IBD 患者さんで乳化剤の摂取が病気に影響するかどうかはまだわかっていません。

ミニ知識

アイスクリームにもさまざまな種類があり，含まれている添加物の種類や量が異なります。添加物がどうしても気になる！　という方にはハーゲンダッツがオススメです。ハーゲンダッツ® の基本フレーバーには香料以外の添加物が含まれていません。少し脂質が高いですが，自分へのご褒美としてたまに食べる分には問題ないと思います。

---

2. 人工甘味料

人工甘味料は甘みを付加するもので，エネルギーが少ないことから，ダイエット飲料などによく利用されています。乳化剤と同様，人工甘味料も腸内細菌叢や IBD の病気に影響する可能性が明らかにされています。たとえば 3 種の人工甘味料（サッカリン，スクラロースおよびアスパルテーム）の摂取をマウスに投与すると，腸内細菌叢が変化し，血糖値が上がりやすくなることが明らかにされています[7]。また，このような現象は一部の健康な人でも確認されています。さらに，クローン病のような小腸炎を発症するマウスを用いた研究では，ノンカロリーの人工甘味料である Splenda（Heartland Food Products Group）を投与することによって，腸内細菌叢のバランスが乱れ，小腸組織への細菌の侵入が促進されることが報告されています[8]。このほかにも Splenda の構成成分であるスクラロースがマウスの腸炎を悪化させることが報告されていますが[9]，乳化剤と同様に IBD 患者さんへの影響はわかっていません。

3. カラギーナン（増粘剤，ゲル化剤，安定剤など）

カラギーナンは，含硫黄多糖類の一種で増粘剤やゲル化剤などとして加工食品に用いられています。カラギーナンをマウスに飲水投与すると腸炎が誘発されることが古くから知られており，IBD の実験モデルとして使用されていたこともあります。カラギーナンに関しては，実際にカラギーナン摂取が潰瘍性大腸炎に及ぼす影響を検証した研究があります。この研究では，カラギーナンを投与した患者さんは，プラセボ（偽薬）を投与された患者さんに比べ，臨床スコアや炎症マーカーが上昇し，再燃率が高いことが報告されています[10]。しかし，この研究では患者さんの人数が少なく，ほかにカラギーナンの影響を検証した研究もないため，科学的根拠のレベルとしてはまだ高くないと考えられます。

4. 着色料

着色料の二酸化チタン（TiO_2；Titanium dioxide）は鉱物の一種であり，白色の着色料として食品や歯磨き粉，日焼け止めクリームなどに用いられています。TiO_2 摂取量を評価した研究では，およそ 2.5 mg の TiO_2 を 1 日に摂取していることが報告されています[11]。TiO_2 は消化管から吸収され血液中を循環しますが，活動期の潰瘍性大腸炎患者は健常者に比べ血中 TiO_2 濃度が高いことが報告されており，IBD の病態への TiO_2 の関与が示唆されています[12]。動物実験では，TiO_2 の投与が腸炎を悪化させることが示されていますが[12]，クローン病患者さんを対象とした研究では TiO_2 制限食の有効性はみられず，どの程度の摂取が病気に影響するのかわかっていません[13]。また，二酸化チタンのほかにも特定の着色料（赤色 40 号）が腸炎モデルマウスの炎症を悪化させることが報告されています[14]。

❸ 食品添加物の確認方法

加工食品は，原則として使用されている原材料や添加物が記載されており，記載の方法もきちんとルールが決まっています。たとえば，食品表示にある原材料は，原材料に占める重量割合が高いものから記載されています（**図 10**）。使用されている添加物も原材料名の場所で確認できるので，添加物が気になる方は，加工食品を買うときはチェックしてみましょう。

名　　称	スナック菓子
原材料名	小麦粉（国内製造），植物油，スイートコーン，でん粉，砂糖，デキストリン，食塩，粉末植物油脂，おから（大豆），酵母エキスパウダー，たん白加水分解物，チェダーチーズパウダー/加水デンプン，香料，調味料（アミノ酸等），酸味料，着色料（パプリカ色素，ウコン），炭酸カルシウム，甘味料（ステビア，甘草），酸化防止剤（ビタミン C）
内　容　量	58 g
賞味期限	2021.08
保存方法	直射日光，高温，多湿をさけてください。
製　造　者	●●株式会社 東京都千代田区▲▲▲

原材料名は，原材料の量の多い順，つづいて食品添加物の量の多い順で表示されています。
原材料と食品添加物を明確に区別するため，「/」で区分したり，改行するなどの表示をしています。

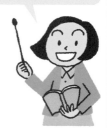

● **図 10　食品成分表示の見方** ●

まとめ

　加工食品などの便利な食品が溢れている現在は，すべての添加物を制限することは不可能に近いです。また，添加物を気にしすぎて，いろいろな食べ物を制限してしまうと，食事を楽しめなくなりストレスになります。現段階では，明確な科学的根拠があるわけではないので，摂取量と摂取頻度が過剰にならなければ問題ないと考えられます。どのような添加物が使用されているか気になる方は，食品のパッケージの裏に原材料が記載されているので，内容を確認してから購入するようにしましょう。

point

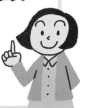

- これまでの基礎研究では，乳化剤・人工甘味料・カラギーナン・着色料がIBDの病気に関係する可能性があることが報告されています。
- ヒトにおける食品添加物の影響はまだわかっていませんが，IOIBDの食事ガイドラインでは食品添加物の摂取を減らすことを推奨しています。
- 食品添加物が気になる方は，食品を買うときに食品成分表示を確認しましょう。

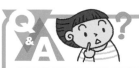

薬に含まれている添加物は大丈夫？

IBD患者さんで使用される薬や栄養剤にも添加物は含まれていて，医薬品添加物と呼ばれます。5-ASA製剤やエレンタール®などの薬剤は，臨床研究でIBDに対する有効性が確認されているものなので，この医薬品添加物に関してはさほど気にしなくても大丈夫だと思います。もし，薬をはじめた後に症状が悪くなった場合は，アレルギーや不耐症などが考えられるので，すぐに主治医に相談しましょう。

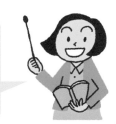

参考文献

1) Narula N, et al. BMJ. 14 ; 374 : n1554. 2021
2) Levine A, et al. Clin Gastroenterol Hepatol. 18(6) : 1381-1392. 2020
3) Roberts CL, et al.　J Crohns Colitis. 7(4) : 338-341. 2013
4) Chassaing B, et al. Nature. 5 ; 519(7541) : 92-96. 2015
5) Furuhashi H, et al. J Gastroenterol Hepatol 35(1) : 110-117. 2020
6) Viennois E, et al. Cancer Res. 1 ; 77(1) : 27-40. 2017
7) Suez J, et al. Nature. 9 ; 514(7521) : 181-186. 2014
8) Rodriguez-Palacios A, et al. Inflamm Bowel Dis. 23 ; 24(5) : 1005-1020. 2018
9) Wang X, et al. Inflamm Bowel Dis. 10 ; 25(2) : e3-e4. 2019
10) Bhattacharyya S, et al. Nutr Healthy Aging. 31 ; 4(2) : 181-192. 2017
11) Lomer MC, et al. Br J Nutr. 92(6) : 947-955. 2004
12) Ruiz PA, et al. Gut. 66(7) : 1216-1224. 2017
13) Lomer MC, et al. Eur J Gastroenterol Hepatol. 17(3) : 377-384. 2005
14) He Z, et al. Cell Metab. 6 ; 33(7) : 1358-1371. e5. 2021

8 IBDにおける栄養療法（経腸栄養）

IBDでは炎症によって，消化管を安全に使用できない場合，病気の治療および栄養補給を目的に，静脈栄養（Parenteral Nutrition；PN）や経腸栄養（Enteral Nutrition；EN）が行われます。

静脈栄養は，栄養素が含まれた輸液を直接静脈に投与する方法で，胃や腸などの消化管を使用しないため，消化管に炎症や狭窄があっても安全に栄養を投与することが可能です。一方，経腸栄養は，栄養剤を消化管を介して投与する方法で，経口で栄養剤を摂取する方法とチューブを用いて直接的に胃や腸に投与する方法があります（**図11**）。

一般的に，消化管の機能が正常で問題なく使用できる場合は，消化管機能を保つためにも生理的な投与経路である経腸栄養が選択されます。しかし，重度の炎症や腸閉塞，腸に穴が開いている場合など消化管を安全に使用できない場合は静脈栄養を行います。ここでは，IBDにおける栄養療法においてとても重要な治療法のひとつである経腸栄養療法を中心に説明します。

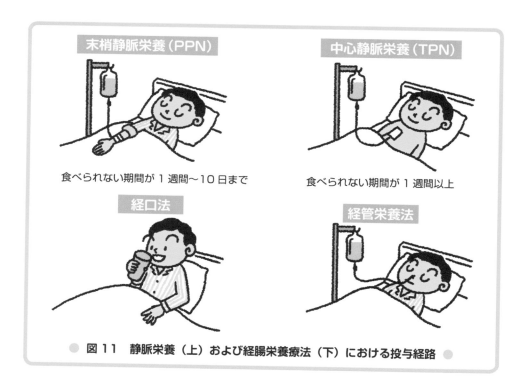

末梢静脈栄養（PPN）

食べられない期間が1週間～10日まで

中心静脈栄養（TPN）

食べられない期間が1週間以上

経口法

経管栄養法

● 図11　静脈栄養（上）および経腸栄養療法（下）における投与経路 ●

❶ 経腸栄養剤の種類

経腸栄養に用いる栄養剤は，使用されている栄養素の組成により成分栄養剤・消化態栄養剤・半消化態栄養剤・濃厚流動食に分類されます。栄養剤の種類によって，たんぱく質の構成成分（たんぱく質あるいはその分解産物であるペプチドやアミノ酸）や，脂質含有量などが大きく異なります（**表19**）。そのため，患者さんの消化能力に合わせて使用する栄養剤が選択されます。たとえば，濃厚流動食はたんぱく質で構成されていて普通の食

● 表 19 　経腸栄養剤の種類と特徴 ●

種類	配合	特徴	製品例
濃厚流動食	たんぱく質	・消化器での消化吸収が正常に行われる場合の栄養補給として使用	メイバランス®（明治） テルミール®（テルモ）
半消化態栄養剤	たんぱく質 糖質：デキストリン	・部分的に消化が行われた状態の栄養剤で，ある程度の消化能力が必要 ・脂質は成分栄養剤に比較して多い	エンシュア® （アボットジャパン） ラコール®（大塚製薬） Modulen®（ネスレ）
消化態栄養剤	アミノ酸，ペプチド 糖質：デキストリン	・たんぱく質がほぼ分解された状態で，ほとんど消化能力を必要としない ・脂質の含量は半消化態栄養剤に比べ低い	ツインライン®（大塚製薬）
成分栄養剤	アミノ酸 糖質：デキストリン	・アミノ酸で構成されており，ほとんど消化能力を必要としない ・脂質が極めて少ない	エレンタール® （EA ファーマ）

事に近いので，消化吸収能力が正常な人に用いられます。一方，成分栄養剤（エレンタール®）は，たんぱく質が分解されたアミノ酸が使用され脂質含量も少ないので，IBD のように消化吸収能力が低下している患者さんによく使用されます。

❷ IBD における経腸栄養療法

IBD における経腸栄養療法は，単に栄養補給をするためではなく，消化管炎症の抑制や寛解期間を長くすることを目的に行われます。特にクローン病では経腸栄養療法が寛解導入・維持目的で行われることが多く，重要な治療法のひとつになります。経腸栄養療法は，経腸栄養剤から摂取するエネルギーの割合によって，排他的経腸栄養療法（Exclusive Enteral Nutrition；EEN）と部分的経腸栄養療法（Partial Enteral Nutrition；PEN）に分けられます。

1. 排他的経腸栄養療法（EEN）

EEN は，食事はまったく摂取せずに経腸栄養剤からエネルギーを摂取する方法であり，活動期の患者さんに対して寛解導入を目的として実施されることが多いです。特に小児クローン病で有効であることが報告されていますが，栄養剤しか摂取できないため，治療の受容性や継続率が低いことが課題点として挙げられています。

2. 部分的経腸栄養療法（PEN）

PEN は食事と経腸栄養剤の両方からエネルギーを摂取する方法であり，寛解期の患者さんに対する寛解導入および寛解維持を目的とした治療法として行われます。

経腸栄養剤は経口から摂取するのが一般的です。しかし，IBD でよく使用されるエレンタール®は独特のにおいと風味があり，1 日に多量摂取するのが難しい人もいます。経口摂取できない場合は鼻からチューブを入れ，直接胃に経腸栄養剤を投与する方法もあります。チューブを持続的に入れるために必要なポンプはレンタルすることができ，チューブなどは病院で処方されるので，栄養剤の経口摂取が困難な人は主治医に相談してみましょう。

③ 潰瘍性大腸炎における経腸栄養療法の科学的エビデンス

　潰瘍性大腸炎に対する経腸栄養療法の効果を検討した臨床研究は非常に少ないです。そのため，ガイドラインでは，潰瘍性大腸炎に対しては経腸栄養療法を推奨していません[1,2]。しかし，潰瘍性大腸炎でも経腸栄養療法を行う場合もあります。たとえば，重度の患者さんで，静脈栄養から経口摂取へ移行する場合は，一時的に経腸栄養を併用する場合があります。また，経口摂取が困難で十分な食事摂取ができない場合は，経腸栄養剤を補助的に摂取することにより栄養状態の改善効果が期待できます。

④ クローン病における経腸栄養療法の科学的エビデンス

　日本で実施された臨床研究では，経腸栄養療法がステロイド療法と比較して寛解導入率が高く，腸管病変の改善に優れているとの報告もあるため，寛解導入の治療のひとつとして経腸栄養療法が示されています[1,2]。特に小児のクローン病では，ステロイドに比べて経腸栄養療法のほうが腸管粘膜の改善率が有意に高いことが報告されています[2,3]。腸管粘膜の治癒は再燃を防ぐための重要な因子なので，経腸栄養療法は優先度の高い治療とされています。また，経腸栄養療法は寛解導入だけではなく，寛解維持にも有効であったことが示されています[4]。日本で実施された研究では，食事を自由に摂取する人たちと1日のエネルギーの半分以上を経腸栄養剤から摂取した人たちを比較した結果，経腸栄養を実施した人たちのほうが再燃率が低かったことが示されています（**図12**）。そのため，クローン病では経腸栄養療法が寛解導入だけではなく寛解維持にも重要な治療法であるとされています。

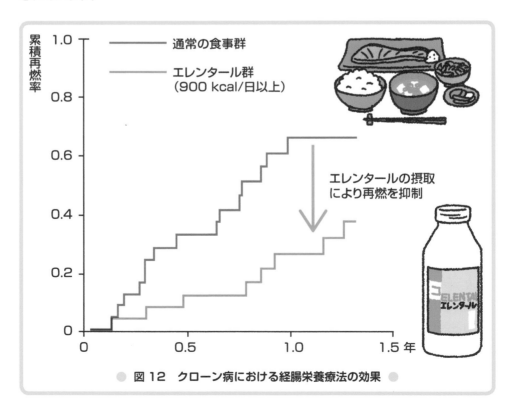

● 図 12　クローン病における経腸栄養療法の効果 ●

⑤ エレンタール®の調整方法

クローン病患者さんがよく処方されるエレンタール®の調整方法を**図 13**に示します。現在 10 種類のフレーバーがあるので，好みに応じて加えてみましょう。フレーバー以外にもゼリーミックスやムース状のものがあります。液体として摂取できなくてもゼリーやムース状であれば摂取できることもあるので諦めずに挑戦してみましょう。フレーバーやゼリーミックスなどは薬局でお願いすれば準備してもらえます。また違うフレーバーを試してみたいときなどは薬局薬剤師に相談してみましょう。

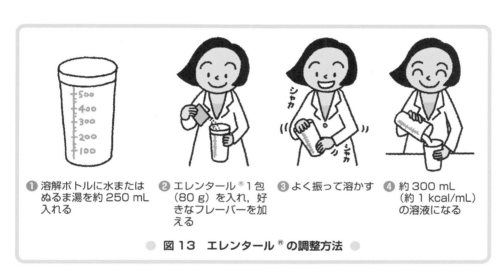

① 溶解ボトルに水またはぬるま湯を約 250 mL 入れる　② エレンタール®1包（80 g）を入れ，好きなフレーバーを加える　③ よく振って溶かす　④ 約 300 mL（約 1 kcal/mL）の溶液になる

● **図 13　エレンタール®の調整方法** ●

成分栄養剤の調整時の注意点

● **調整後はなるべく早く摂取する**

エレンタール®は栄養が豊富なので微生物が繁殖しやすいです。調整後 12 時間以内に服用し，つくりおきはしないようにしましょう。特に夏場の暑い時期は微生物が繁殖しやすいので冷蔵庫で保存しましょう。

● **飲む速度に注意する**

エレンタール®は浸透圧が高いので一気に飲むと身体にうまく吸収されず，下痢になることがあります。一気に飲むのではなく，エレンタール®1 包あたり 20 ～ 30 分かけて飲みましょう。経鼻チューブを用いて服用する場合は 75 ～ 100 mL/ 時間に設定するのが一般的です。翌朝に下痢にならなければ速度を上げることもできますが，最高でも 150 mL/時間までに抑えましょう。

● **お湯で溶かさない**

エレンタール®に含まれるビタミン C とナイアシンは高温では分解してしまうので，水かぬるま湯で溶かしましょう。

● **フレーバーの種類に注意する**

現在 10 種類のフレーバーから選ぶことができますが，コンソメ味は 1 包あたり 1.5 g の塩分が含まれているので，高血圧などの合併症がある場合は注意しましょう。

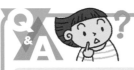

エレンタール® を飲みやすくする工夫はありますか？

実際に患者さんから教えていただいたエレンタール® を飲みやすくする工夫を紹介します。
おススメの方法は，
①ゼリーミックスを使って柑橘類などの果物を加える，②ボトルタイプのエレンタール®をストローで飲むことです。ストローは薬局で無料でとりよせてもらえて，エレンタール® 独特のにおいが抑えられるのでおススメです。
あまりおススメできない方法は，
①氷を加えてキンキンに冷やして飲む，②ジュースに溶かして飲むことです。冷やしすぎてしまうと，エレンタール® が体内にうまく吸収されにくくなるので注意しましょう。また，毎回エレンタール® をジュースに溶かすと，1日に1L近くのジュースを飲むことになるので身体によくありません。是非おススメの方法を試してみてください。

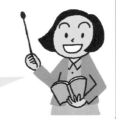

ま と め

　経腸栄養療法は，ほかの薬物療法と比べると安全面において優れていますが，患者さんが治療を中断するケースが多く，治療の継続率が低いことが問題視されています。しかし，クローン病ではとても重要な治療のひとつなので，継続して行うことが大事です。継続するのはなかなか難しいですが，エレンタール® などは飲みやすくするための工夫や，決まった時間に飲む習慣をつけるなど，工夫をしながら治療を続けていきましょう。

point

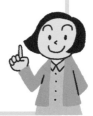

・経腸栄養療法はクローン病の寛解導入・寛解維持に有効で，薬物療法とともに重要な治療法のひとつです。
・経腸栄養療法は継続して行うことが大事です。主治医から服用を指示されている方は毎日忘れずに栄養剤を摂取するように習慣づけましょう。

参考文献
1）　日本消化器病学会. 炎症性腸疾患（IBD）診療ガイドライン 2016. 南江堂. 2016
2）　Forbes A, et al. Clin Nutr. 36（2）: 321-347. 2017
3）　Ruemmele FM, et al. J Crohns Colitis. 8（10）: 1179-1207. 2014
4）　Takagi S, et al. Aliment Pharmacol Ther. 24（9）: 1333-1340. 2006

バランスや見た目などパーフェクトな食事は少し横において，時には楽しさ優先の食事を！！

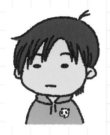

がーすけ
（潰瘍性大腸炎・30代女性）

診断前後の状況と治療

外出前にトイレを済ませようと便座に座ったら，突然お尻から血が噴き出し，その後，尋常ではない量の血液が便につくようになりました。そこから1か月，徐々に便がゆるくなり，急な便意も増え，消化器内科クリニックを受診し，潰瘍性大腸炎の診断となりました。5-ASA製剤などの処方で症状はしばらく安定しましたが，のちに悪化，IBD専門医がいる総合病院に転院しました。その後も寛解と増悪をくり返していますが，L-CAPやエンタイビオなどのさまざまな治療を行いながら入院を回避し，今に至っています。

診断後の食事

クリニックでは主治医から避けたほうがよい食材が徐々に追加されていきました。しかし，それらを摂取しても症状が出なかったので，闇雲に制限させられている感が拭えませんでした。もはや何を食べたらよいのかわからなくなり，食事はロシアンルーレットのような感覚になりました。診断後，半年から1年くらいは鮭・はんぺん・鶏胸肉をローテーションで食べるような生活でした。転機が訪れたのは総合病院に転院したときです。現在の主治医に「食べてはいけないものはありますか？」と聞いたら「一般論より自分に合うかどうかが大事」といわれました。この言葉で私の怯えと理不尽な感情はとり除かれ，救われた思いになりました。そこからトライアンドエラーを重ねて少しずつ自分が食べられる食材の幅を増やしています。

体調に合わせたレシピづくり

もともと自炊して自己流レシピをつくっていたので，そこに自分の体調に合うように工夫を加えていきました。入手しやすい食材を選び，多少具合が悪くてもつくれるように簡便さも意識しています。か

たいものがお腹に合わないので，別の食材で代用したり皮を剥いたり，繊維は細かく刻んで蒸し焼きにするなどの工夫をしています。また，物足りなくならないように"風味"をつける工夫もしています。たとえばバター風味がほしいときはバターミルクパウダーを使います。脂質は低いですし，香りとコクが出る気がします。自分に合う調味料も積極的に探しています。たとえば麻婆豆腐を食べたくなったときは，既製品の食品ラベルで原材料を確認します。そこに甜麺醤やXO醤と書いてあったら，それらの調味料を参考に，刺激物のないものを揃えて麻婆豆腐をつくります。揚げ物もすぐには怖くて試せませんでしたが，どうしても食べたくなりノンフライでつくるようになりました。恐怖心が薄れるまで半年ほどかかりましたが，今はどのくらいのものまでが許容範囲内かをある程度予想できるようになりました。もちろん体調によっては何を食べてもダメなときもあります。診断されてすぐは不安ばかりだと思いますが，食事を怖い時間のままにしてほしくないと思います。診断直後，IBDのレシピ本を送ってくれた友人に「もう食べる楽しみは捨てた」といったら，「これからは食べられることへの喜びだね」と言い換えてくれました。今も心に残っている言葉です。

IBDの患者さんへのメッセージ

人には波があるので，どれだけ穏やかに保とうとしても卑屈になるときがあります。そういう感情はみんながもっているので，少なくとも私たちの前では隠さなくて大丈夫です。痛みの共有は思っている以上に大きな癒しです。一人で抱え込まず，同じ心の痛みをわかってくれる人とのつながりをぜひもってほしいと思います。

❾ IBD における手術後の食事

IBD では，生物学的製剤などの登場で薬物治療は大きく進歩しました。しかし，クローン病患者さんの 46.6%，潰瘍性大腸炎患者さんの 15.6% が診断後 10 年以内に手術を経験しており [1]，今でも外科的手術は IBD 治療の重要な選択肢となっています。ここでは IBD の手術後の食事について説明します。

IBD では，主に①ストーマ造設後，②ストーマ閉鎖後，③小腸の広範囲切除の手術によって注意すべき食事内容が異なります（**図 14**）。

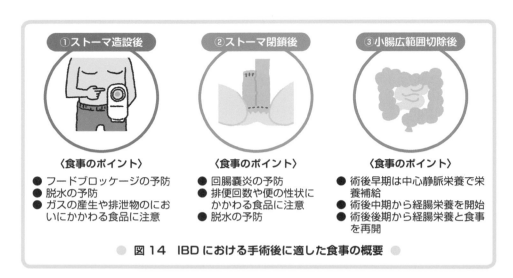

①ストーマ造設後	②ストーマ閉鎖後	③小腸広範囲切除後
〈食事のポイント〉	〈食事のポイント〉	〈食事のポイント〉
● フードブロッケージの予防 ● 脱水の予防 ● ガスの産生や排泄物のにおいにかかわる食品に注意	● 回腸嚢炎の予防 ● 排便回数や便の性状にかかわる食品に注意 ● 脱水の予防	● 術後早期は中心静脈栄養で栄養補給 ● 術後中期から経腸栄養を開始 ● 術後後期から経腸栄養と食事を再開

● **図 14　IBD における手術後に適した食事の概要** ●

❶ ストーマ造設後の食事

ストーマを造設した直後は，やわらかく消化のよい食事から徐々に試していき，術後 1 か月以降は通常の食事に戻していきます。ストーマを造設したからといっても，特定の食品を制限する必要はありませんが，食べ物によっては閉塞のリスクが高まったり，排泄物の性状に影響することがあるため注意が必要です。

食事のポイント

●フードブロッケージの予防

フードブロッケージとは未消化の食べ物が消化管に詰まってしまうことをいい，排泄がうまくできなくなることにより，お腹の張りや腹痛などの症状が出ます。フードブロッケージが実際に起きた場合は早急に病院を受診しましょう。すぐに受診できない場合は固形物をとらず，水をたくさん飲んで様子をみましょう。

フードブロッケージのリスクを軽減する方法は**残渣の少ない食事**にすることです。そのため，活動期の低残渣食に近い食事内容にします（2.2 節（29 ページ））。特に食物繊維の多い食品（ごぼう，セロリ，きのこ類）や残渣の多い食品（種子が多く皮つきの野菜や果物，種実類）は一度に食べすぎないように注意しましょう。また，残渣の多い/少ないにかかわらず，食べ物はよく噛んで（1 口 30 回以上）

食べましょう。

●脱水の予防

　手術直後は便の量が比較的多いため，脱水症状になるリスクが高いです。脱水を予防するためにも1日2,000 mL以上の水を摂取しましょう。術後数か月経つと小腸が水分を十分吸収するようになります。ただし，小腸ストーマの場合は排泄物中に含まれる水分が多いため，1日に1,500〜2,000 mLの水分は摂取するよう心がけましょう。

●排泄物の性状やにおい，ガスの産生に影響する食品

　ストーマ造設後は食べた食事が排泄物の性状やにおい，ガスの産生に影響しやすくなります。においやガスが気になる方は，**図15**に示すような排泄物のにおいやガスの産生に影響しやすい食品に注意しましょう。

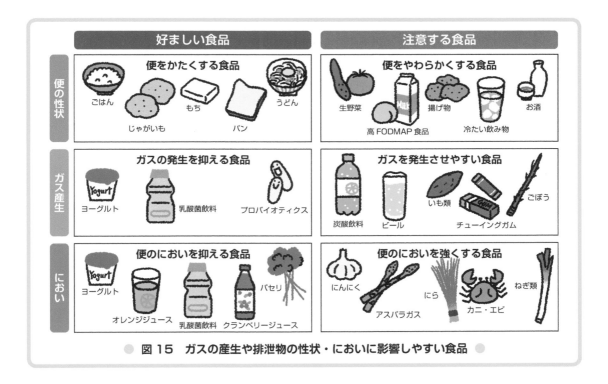

● **図15　ガスの産生や排泄物の性状・においに影響しやすい食品** ●

❷ ストーマ閉鎖後の食事

　ストーマ閉鎖後は大腸全摘前のように自分の肛門から排便することができます。しかし，便の性状は泥状から水様で，排便回数が多いことがよくあります（術後1年時に5〜6回/日程度）。また，術後の合併症として回腸を袋状にした部分に炎症が生じる（回腸嚢炎）が起きることがあり，水様便，排便回数の増加，便漏れの増加，血便，腹痛，発熱などの症状が出ます。ストーマ閉鎖後は通常の食事をとることができますが，排便状況の改善や回腸嚢炎の予防のために次の点に注意しましょう。

●回腸嚢炎の予防

　イスラエルで実施された前向きの臨床研究では，術後に回腸嚢炎を発症した人は発症しなかった人に比べ果物の摂取量が低かったことが報告されています[2]。果物は食物繊維や微量栄養素，フィトケミカルの供給源で，腸内細菌のバランスを整えるのに大切です。実際，果物をたくさん食べている人は，よいはたらきをする細菌が増えていることが確認されているため[2]，回腸嚢炎を予防するためにも積極的に果物を食べるようにしましょう。

●排便回数・排泄物の性状の改善

　大腸を全摘・亜全摘した後は，食事が排便回数や排泄物の性状に影響しやすくなります。特に牛乳や辛い食べ物，高脂肪の食べ物，アルコール類，一部の果物や野菜の摂取が術後の排便量にかかわっていることが報告されています[3]。一方，いも類やパン類，バナナの摂取によって術後の便の性状が改善されることが示されています[3]。患者さんによって排便回数や便の性状に関与する食品は異なるため，食べたものと排便状況を観察しながら自分に合った食品を食べましょう。

●脱水の予防

　術後に排便回数が増えると，水分をとらなくなる患者さんが多くいます。ストーマ閉鎖後でも脱水状態にならないように，水分はとるように十分注意しましょう。また，就寝時に便が漏れてしまうこともあるので，就寝前の過度な食事やアルコールなどは控えましょう。

③ 小腸広範囲切除後の食事

　小腸を広範囲に切除すると，消化吸収がうまく行うことができず，短腸症候群と呼ばれる病態になります。短腸症候群は，残存小腸が成人では 150 cm 以下，15 歳以下の小児では 75 cm 以下と定義されています。しかし，残っている小腸の長さや切除部位，回盲弁の有無，残存腸管の病変の有無などによって症状は大きく異なります。一般的な小腸広範囲切除後の経過と栄養管理を**表 20** に示します[4]。

● 表 20　短腸症候群の病期別の食事 ●

病期	期間	病態	栄養管理
早期（術後期）	術後 3 ～ 4 週	水溶性下痢 水分・電解質異常	静脈栄養（TPN）
中期（馴化期）	術後 1 ～ 12 か月	代償機能が働きはじめる 消化吸収能の回復過程における低栄養	下痢の回数が減少したら TPN から経腸栄養管理に移行
後期（安定期）	中期以降	残存小腸の馴化に応じた消化吸収能の獲得	経腸栄養管理＋消化のよい食事

〔吉田英生. 新臨床栄養学 第 2 版（馬場忠雄ほか編）. p.546. 医学書院. 2012 を一部改変〕

●手術後〜術後 1 か月

　小腸から栄養素をほとんど吸収することができないため，中心静脈栄養（点滴から静脈に栄養を投与）で必要な栄養を補います。

●術後 1 か月〜 1 年

　残存小腸が環境に順応し，消化吸収能力が少しずつ回復してきます。下痢の回数が減少してきたら，中心静脈栄養から経腸栄養に移行します。しかし，回盲部切除されており，残存小腸が 10 cm 以下の場合は，中心静脈栄養以外の栄養管理が難しいことが多く，中心静脈栄養が継続されます。

●術後 1 年以降

　経腸栄養で栄養がうまくとれている場合は，消化吸収のよい食事をはじめてみて，経腸栄養と食事を併用しながら栄養をとるようにします。食事はおかゆや白身魚の煮つけなど，消化管にあまり負担をかけないものにしましょう。

まとめ

　IBD 治療において手術は重要な選択肢のひとつです。手術後の食事のポイントは手術様式や状況により異なります。自分がどのような手術を受けたかを把握し，その手術における食事のポイントを理解しましょう。また IBD では手術様式に加え，IBD の病状も必要となる食事や栄養の内容に影響を与えます。症状の変化があった場合はすぐに主治医に相談しましょう。

point

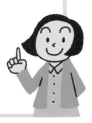

・ストーマ造設後の食事は，フードブロッケージと脱水の予防に注意し，よく噛んで食べましょう。
・ストーマ閉鎖後は，排便回数や便の性状を悪化させるような食品に注意しましょう。
・短腸症候群では，症状や段階に応じて静脈栄養や経腸栄養を用いて徐々に食事を戻していきましょう。

参考文献

1) Frolkis AD, et al. Gastroenterology. 145（5）：996-1006. 2013
2) Godny L, et al. J Crohns Colitis. 7；13（10）：1265-1272. 2019
3) Ardalan ZS, et al. Aliment Pharmacol Ther. 52（8）：1323-1340. 2020
4) 吉田英生. 新臨床栄養学 第 2 版（馬場忠雄ほか編）. 短腸症候群. 医学書院. 2012

入院中に病院で提供されるのはどんな食事？

病院で提供される食事が気になる方も多いのではないでしょうか。

炎症性腸疾患（IBD）では，症状悪化への対処をするために入院した場合，症状の改善が進み，口からの食事が可能になると，消化管への負担が少ない低脂質・低残渣食が出されることが一般的です。

下記の食事は典型的な病院での低脂質・低残渣食となります。

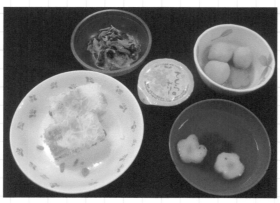

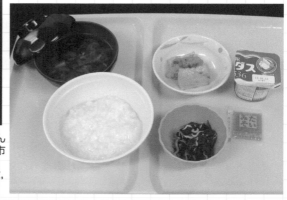

■寛解期の朝食：おかゆ（150 g）・鯛味噌，大根と里芋のみそ汁，かぼちゃの煮物，ほうれん草とじゃこのお浸し，ヨーグルト
〔エネルギー 284 kcal，たんぱく質 11.4 g，脂質 1.9 g，食物繊維 5.4 g〕

■春の行事食：ちらし寿司（ごはん 200 g），里芋とにんじんの煮物，お吸い物，菜の花のお浸し，さくらゼリー（市販品）
〔エネルギー 563 kcal，たんぱく質 17.1 g，脂質 3.0 g，食物繊維 4.8 g〕

〔四日市羽津医療センター石﨑克彦調理師長，日本ゼネラルフード株式会社杉本稜氏より提供〕

病院の食事内容はどのように決まるの？

病院では，管理栄養士さんが患者さんの病状や状況を元に必要な摂取カロリー，たんぱく量などの栄養素量を算出します。この必要栄養量に加え食物アレルギーなどをふまえて食事の内容や分量が決定されます。また病院によっては，行事に合わせた食事が出されることもあります（**写真左**）。

おかゆについて

病院では消化管を徐々に慣らすためにおかゆが提供されることが多く，水がより多く含まれる重湯から，3分粥，5分粥，7分粥，全粥と徐々に米の分量を増やしていきます。はじめは物足りなく感じるかもしれませんが，久しぶりに口から食事をとる場合は無理をしないことが大切です。

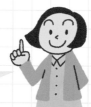

IBD では消化管の炎症が治った後にしっかりと食事を摂取することは回復を早めるうえでも非常に重要になります。もし入院することがある場合は，管理栄養士さんと密にコミュニケーションをとりながら，自分の体調に合わせて必要な栄養をしっかりとりましょう。

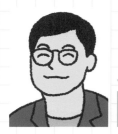

食事への執念！　お腹との折り合い次第で，食事の選択肢がひろがりました

Penta さん
（潰瘍性大腸炎・男性 30 代）

診断の経緯

お腹の調子は昔からよくありませんでした。5 年ほど前に一時的に飲み物をとるとトイレを我慢できないようになったこともあります。その後 2 年ほど前に便の調子が悪くなり，IBD 専門ではないクリニックを受診しましたが IBD の診断はなかなかつかず，血便が出てステロイドなどの服用も行った後にようやく確定診断となりました。診断がついたときは不安もあったものの，これでようやく適切な治療が受けられるという安心感が大きかったです。

仕事と病気の両立

当時はステロイドの調節で週 1 回休まなければならなかったので，病気のことを会社に伝え，営業職から事務職に異動させてもらいました。病気のことは身近な人のみに伝えていました。他部署の人からサボっているのではないかと疑われたこともありましたが，上司が病気のことをうまく伝えてくれました。働きながら病気を発症した場合，不安になる人がいると思いますが，仕事を続けられないと申し訳なく思って辞めてしまう前に，社内での異動の可能性を確認する価値はあると思います。そして現在，私はちょうど 30 歳になったので，社内外でのキャリアアップとともに病気と両立しながら自分のやりたいことにチャレンジしたいと考えています。

診断後の食事

診断されたときに製薬企業が提供している IBD の食事の冊子には低脂質，低残渣の料理やおかゆなどしか掲載されておらず，その食事を続けて油が不足し，手がカサカサになったこともありました（笑）。その後，患者会や SNS で情報を収集し，食事のバラエティが増えました。普段は低脂質，高たんぱく質や野菜中心の食事を意識しています。鶏むね肉以外に，はんぺんやちくわなどのさまざまなたんぱく質源を用いて飽きないようにしています。再燃しているときは食物繊維の摂取は控えめにしています。香りがほしいときは野菜の出汁を使います。たとえばゴボウを大きめに切って風味を出し，ゴボウは妻に食べてもらいます。このような工夫で再燃期も食材の味を楽しむことができています。

つくりおきした料理でお弁当を持参

診断前は毎日揚げ物が入っている会社の仕出し弁当を食べていました。しかし診断後は自分でつくったお弁当を持参しています。ただ毎日つくるのは大変なので，一週間分の料理を週末に妻といっしょにつくりおきしています。お肉などの主菜を 3 ～ 4 品，野菜 2 品くらいをつくり，前日の夜にごはんを炊いて朝詰めて持っていきます。主菜や野菜が余った場合は夜食べます。はじめは準備に半日くらいかかりましたが，今では 3 時間くらいでできるようになりました。ちなみに鶏肉はコストコでまとめて買い，皮はとって使う分だけパックして使っています。まとめて下処理すると効率的なのでおススメです。妻がどのように感じているのか不安でしたが，お弁当をつくるようになって，「これダイエットにいいよね！」といわれたときは気持ちがとても楽になりました。

IBD の患者さんへメッセージ

食べることが好きな人は IBD の食事指導で好ましくないとされている食べ物の多さにガッカリすると思います。ですが，工夫次第で食事を楽しむことができるので希望を捨てないでほしいと思います。自分は再燃期・寛解期で食べられる種類が大きく異なります。たとえば再燃期はコーヒーを飲むとトイレが我慢できないので飲めませんが，寛解中はコーヒーを楽しめています。個人差の大きい病気なのでまずは少量ずつ自分のお腹と相談し，相性のよい食べ物を見つけて食事を楽しんでほしいです。

Part 3

実践編：レシピと献立例

レシピの使い方

　潰瘍性大腸炎とクローン病のレシピは，**寛解期を中心に作成**し，活動期や狭窄のある場合のアレンジ方法を併せて紹介しています。病気の状態も患者さんによってそれぞれで異なりますので，自分の状態に合わせた食材や調理方法を選んで活用してください。

「調理時間の目安」を表示
乾物を戻す時間や冷凍庫などに
保管しておく時間などは時間に
含まれていない場合も。

料理のジャンル別インデックス
「おかず」「ごはんもの」「スープ」
「デザート＆飲み物」「ソース＆ドレッシング」
のジャンルに分けたインデックス。

【下ごしらえ】と【作り方】
素材の切り方や下ゆで，下味つけなど，あらかじめすませておくべき手順は【下ごしらえ】に記載。下準備をしておけば調理がスムーズに。

材料は
1人分が基本
型でつくる場合は
型1個分で記載。
詳細は下記の＊を
参照のこと。

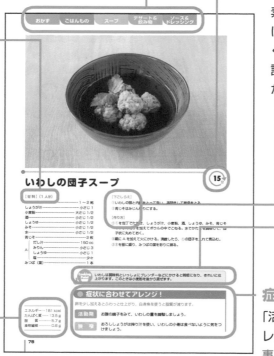

「Cooking Point」と
「豆ちしき」
調理に関する知識と覚えておきたい料理のポイントを紹介。

症状に合わせてアレンジ！
「活動期」「狭窄」がある場合のアレンジ方法を紹介。主治医から食事の指示が出ている方は利用してください。青字はレシピ（寛解期用）のアレンジ方法を紹介。

栄養価
1人分のエネルギー，たんぱく質，脂質，食物繊維を記載
（日本食品標準成分表2020年（八訂）に基づいて算出）。

＊材料は1人分の可食量（g）です。
＊材料の計量は，「大さじ1」は15 cc（mL），「小さじ1」は5 cc（mL），「1カップ」は200 cc（mL）になります。
＊調味料は特に記載のないものは，「砂糖」は上白糖，「塩」は精製塩（食塩），「酢」は穀物酢，「しょうゆ」は濃口しょうゆ，「みそ」は好みのもの（栄養計算は米の甘みそを使用）を使用してください。
＊材料内の「豆乳」は無調整豆乳，「小麦粉」は薄力粉，「卵」はMサイズを使います。
＊電子レンジのW数が表示より大きい場合は加熱時間を短く，小さい場合は長くしてください。132〜133ページに調理における便利グッズを紹介しています。

調理の前に

　調理を簡単に手早くするコツは下準備をしっかりしておくことです。食材は加熱する前にすべて切りそろえて，調味料も全部，先に計っておくとよいでしょう。

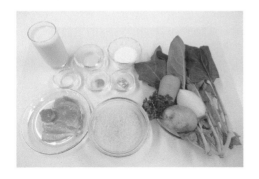
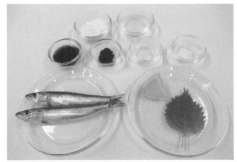

● 調味料の重量早見表 ●

食品名	小さじ1 （5 cc）	大さじ1 （15 cc）
水	5 g	15 g
しょうゆ	6 g	18 g
みりん	6 g	18 g
酒	5 g	15 g
塩	6 g	18 g
砂糖	3 g	10 g
みそ	6 g	17 g
酢	5 g	15 g
小麦粉	3 g	8 g
片栗粉	3 g	10 g
生パン粉	1 g	3 g
和風だしの素	3 g	10 g
カレー粉	2 g	6 g
粉ゼラチン	3 g	10 g
油	5 g	14 g
マヨネーズ	5 g	14 g
トマトケチャップ	6 g	18 g
ウスターソース	6 g	18 g
中濃ソース	6 g	17 g
オイスターソース	7 g	19 g

食品名	小さじ1 （5 cc）	大さじ1 （15 cc）
ポン酢しょうゆ	5 g	16 g
トマトピューレ	5 g	16 g
めんつゆ	6 g	17 g
いちごジャム	6 g	19 g

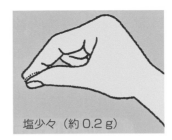

塩少々（約0.2 g）

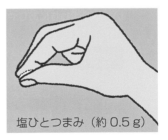

塩ひとつまみ（約0.5 g）

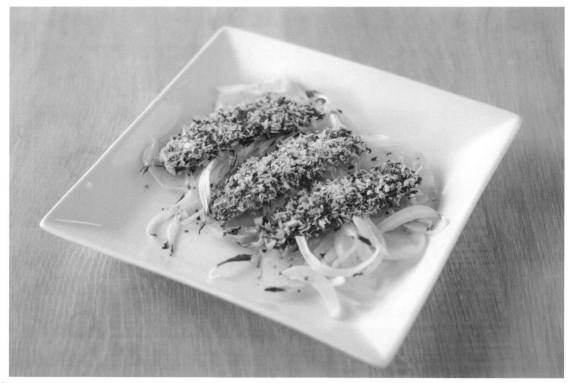

いわしのパン粉焼き

【材料】（1人分）

いわし（3枚おろし）‥‥‥‥‥‥‥‥‥‥ 1尾半
　塩・こしょう（マジックソルトを使用）少々
　小麦粉 ‥‥‥‥‥‥‥‥‥‥‥‥‥‥ 大さじ1
　溶き卵 ‥‥‥‥‥‥‥‥‥‥‥‥‥‥ 1/2個
　パン粉 ‥‥‥‥‥‥‥‥‥‥‥‥‥‥ 大さじ1
　パセリ ‥‥‥‥‥‥‥‥‥‥‥‥‥‥‥‥‥ 3g
たまねぎ ‥‥‥‥‥‥‥‥‥‥‥‥‥‥‥‥ 30g
じゃがいも ‥‥‥‥‥‥‥‥‥‥‥‥‥‥‥ 50g
塩・こしょう ‥‥‥‥‥‥‥‥‥‥‥‥‥‥ 少々

【下ごしらえ】

①たまねぎは薄く，じゃがいもは5mmほどの薄さにスライスして水にさらす。
②パセリはみじん切りにして水にさらし，キッチンペーパーで水気をきちんととってからパン粉に混ぜる。

【作り方】

①いわしはキッチンペーパーで水気をふきとり，マジックソルトをふって，小麦粉を薄くつけ，溶き卵をからめ，②のパン粉をつける。
②オーブンの鉄板にクッキングシートを敷き，じゃがいも，たまねぎをのせて，塩・こしょうをして加熱（200℃，5分）する。
③②をとり出し，①のいわしをのせて，さらに6〜8分焼き，焼きあがったら器に盛る。

● 症状に合わせてアレンジ！

いわしの代わりにあじやさばのほか，白身魚（たらなど）や豚肉のスライスなどを使ってみましょう。

活動期　いわしは青魚なのでn-3系脂肪酸を多く含みます。積極的にとりたい脂肪酸ですが，活動期は脂の少ない白身魚（たらやたいなど）を代わりに使いましょう。たまねぎはみじん切りにし，魚も野菜もしっかり加熱しましょう。

狭窄　いわしを卵といっしょにブレンダーにかけ，いわしのハンバーグにするとよいでしょう。たまねぎはすりおろしてソースにしましょう。

エネルギー ‥‥ 245 kcal
たんぱく質 ‥‥‥ 17.4 g
脂　　質 ‥‥‥‥ 8.7 g
食物繊維 ‥‥‥‥‥ 1.8 g

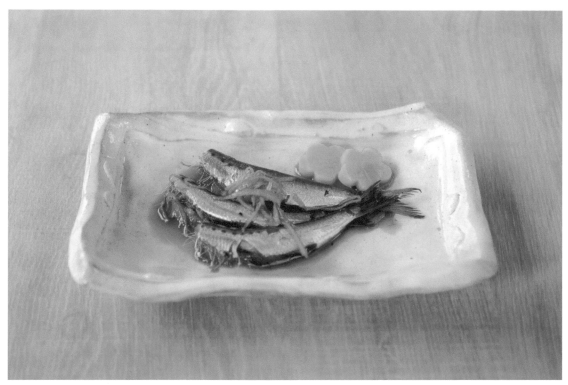

いわしの煮つけ

17分

【材料】（1人分）

いわし	小3尾
しょうゆ	大さじ1
酒	大さじ1
みりん	大さじ1
砂糖	小さじ1
水	150cc
しょうが	ひとかけ（7g）
にんじん	30g

【下ごしらえ】

① しょうがは少量を千切り，残りを薄切りにする。にんじんは5mmくらいの厚さの輪切りにし，梅型で抜いてゆでる。

② いわしは頭と内臓をとり，水で洗い，キッチンペーパーで水気をふく。

【作り方】

① 小鍋にしょうゆ，酒，みりん，砂糖を入れて，いわしがかぶるくらいの水を加えて火にかける。

② ①が沸騰したら，いわし，薄切りのしょうがを加えて落し蓋をし，煮汁がなくなるまで煮込む。落し蓋がなければアルミホイルをのせる。

③ 余熱10分くらいで味がしみるので，小鍋のまま放置しておく。

④ 器にいわしを盛り，①の千切りしたしょうがと梅型に抜いたにんじん（花人参）を飾る。

Cooking Point

煮詰めすぎると辛くなるので，煮汁が少し残る程度にゆでるのがコツです。魚の煮つけの調味料は，しょうゆ：酒：みりん＝1：1：1で調整するとちょうどよいですが，好みで砂糖を加えてもおいしいです。

● 症状に合わせてアレンジ！

いわしの代わりにかれいなどの白身魚や旬の魚を使ってみましょう。

活動期 いわしの代わりに脂の少ないかれいなどの白身魚を使いましょう。しょうがはお腹の調子をみながら，搾り汁を少量だけ使いましょう。

狭窄 いわしは小骨に気をつけましょう。しょうがは搾り汁を使いましょう。

エネルギー	242 kcal
たんぱく質	18.8g
脂質	8.3g
食物繊維	0.8g

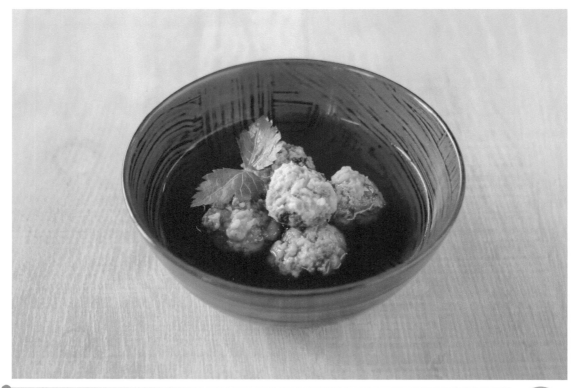

いわしの団子スープ

 15分

【材料】（1人分）

いわし	1～2尾
しょうが汁	小さじ1
小麦粉	大さじ1/2
酒	小さじ1/2
しょうゆ	小さじ1/2
みそ	小さじ1/2
水	小さじ1/2
青じそ	2枚
A だし汁	150cc
みりん	小さじ3
しょうゆ	小さじ1
塩	少々
みつば（葉）	1本

【下ごしらえ】

①いわしの頭と内臓をとって洗い，手開きして腹骨をとる。
②青じそはみじん切りにする。

【作り方】

①①を包丁でたたき，しょうが汁，小麦粉，酒，しょうゆ，みそ，青じそのみじん切りを加えてボウルの中でこねる。水でかたさを調整して，団子状に丸めておく。
②鍋にAを加えて火にかける。沸騰したら，①の団子を入れて煮込む。
③②を器に盛り，みつばの葉を彩りに飾る。

Cooking Point いわしは調味料といっしょにブレンダーなどにかけると時短になり，きれいに仕上がります。このときは小麦粉を後から混ぜます。

● 症状に合わせてアレンジ！

卵を少し加えるとふわっと仕上がり，白身魚を使うと脂質が減ります。

活動期 お腹の調子をみて，いわしの量を調整しましょう。

狭窄 おろししょうがは搾り汁を使い，いわしの小骨は食べないように気をつけましょう。

エネルギー…181kcal
たんぱく質……13.5g
脂質…………5.7g
食物繊維…………0.6g

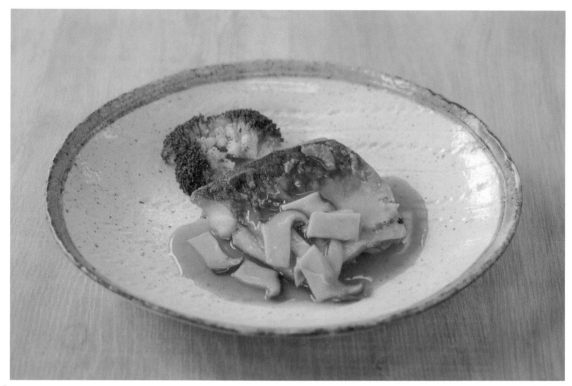

さばのあんかけ

20分

【材料】（1人分）

さば	1切れ
小麦粉	少々
植物油（揚げ油）	適宜
エリンギ	25 g
オリーブ油	小さじ1
ブロッコリー（花房）	40 g

◆あん

煮干し粉	2 g
しょうゆ	小さじ2
片栗粉	小さじ1
水	大さじ1

【下ごしらえ】

① あんの調味料をすべて合わせる。

② ブロッコリーは花房を小分けにし，青茹で（豆ちしき参照）する。

【作り方】

① さばは小麦粉を薄くつけ，フライパンにさばの身が1/3程度浸かるくらいの油を入れて揚げ焼きする（1～2回ひっくり返す）。

② エリンギは食べやすい大きさに切り，オリーブ油で炒めてから①を入れ，とろみがついたら火を止める。

③ 器に①のさばを盛り，②をかけ，ブロッコリーを添える。

 「青茹で」とは，緑の野菜の色を残してゆでることです。塩をひとつまみ入れてゆでたり，ゆでた後，すぐに流水で冷やすと色落ちを減らすことができます。

● 症状に合わせてアレンジ！

さばの代わりにいわしやあじなどを使ってみましょう。

活動期 いわしの代わりに脂質量の少ないたらなどの白身魚を使いましょう。油は使わず，ホイルの蒸し焼きなどに変更し，エリンギなどのきのこ類は控えましょう。ブロッコリーはよくゆでましょう。

狭窄 おろししょうがは搾り汁を使い，いわしの小骨は食べないように気をつけましょう。エリンギは控え，ブロッコリーはあんといっしょにミキサーにかけて使いましょう。

エネルギー …336 kcal
たんぱく質 …… 18.5 g
脂　　質 ……… 24.4 g
食物繊維 ……… 2.7 g

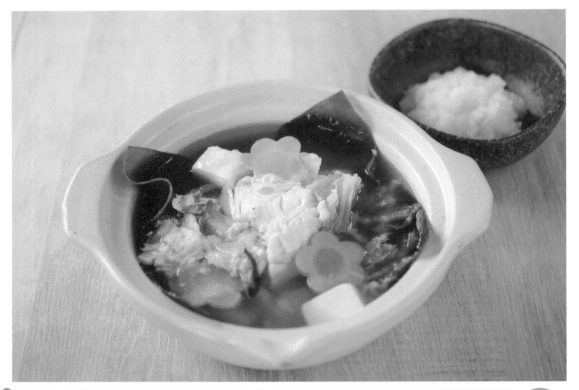

たらと野菜のお鍋

20分

【材料】（1人分）

たら（生）	1切れ（80g）
木綿豆腐	60g
はくさい	30g
しいたけ	1枚
にんじん	30g
だいこん（またはかぶ）	30g
和風顆粒だし	4g
こんぶ	1枚（10cm）
しょうゆ	小さじ2
みりん	小さじ2
卵	1個（好みで）

【下ごしらえ】

① たらは水気をふきとる。

② 木綿豆腐は食べやすい大きさに切る。

③ はくさいは芯に近いほうは繊維を切るように千切り，葉先は短冊の大きさに切る。しいたけは石づきをとり，薄くスライスする。にんじんは5mmくらいの厚さの輪切りにし，梅型で抜きととる。だいこん（またはかぶ）をおろす。

【作り方】

① 鍋に水と和風顆粒だし，こんぶ，にんじん，しいたけを入れて火にかける。

② 沸騰したら弱火にしてコトコト煮る。次にしょうゆ，みりん，はくさいを加えて少し煮込み，さらにたらと豆腐を加えて煮込む。

③ 最後に溶き卵を加えて蓋をし，火を止める。大根おろしを添える。

● 症状に合わせてアレンジ！

旬の魚や野菜などを使って季節を楽しみましょう。

活動期 はくさいは葉先を，繊維を切るように刻んで使いましょう。生のしいたけは控えましょう。こんぶはだしとしてのみ使い，食べないようにしましょう。

狭窄 野菜類は繊維の少ない部分だけを，繊維を切るように刻んでやわらかくゆで，よく噛んで食べましょう。きのこ類は控えましょう。

エネルギー …262kcal
たんぱく質 …… 29.2g
脂　質 ………… 8.1g
食物繊維 ………… 4.0g

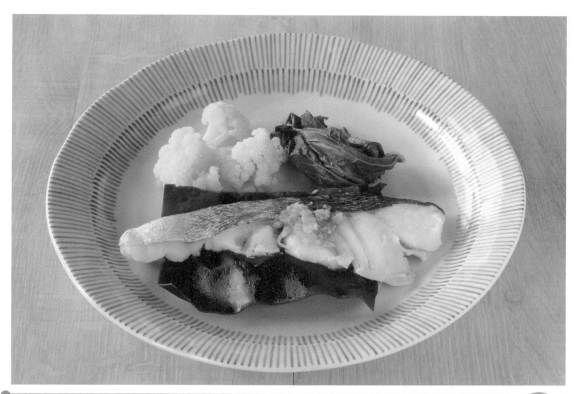

たらの昆布蒸し

20分

【材料】（1人分）

たら（生）	1切れ
しょうが	ひとかけ（7 g）
こんぶ	1枚（10 cm）
塩	少々
酒	少々
しょうゆ	小さじ1
カリフラワー（黄）	40 g
菜っ葉	30 g

【下ごしらえ】

① たらは軽く塩をふって10分ほどおき，キッチンペーパーで表面の水分をふきとる。

② カリフラワーは花房の部分を小分けにしてやわらかくゆでます。菜っ葉はさっとゆでてから流水で冷やし軽く絞って食べやすい大きさに切ります。

【作り方】

① 耐熱容器（皿）に水でさっと湿らせたこんぶを敷いてたらをのせ，すりおろしたしょうがをのせて，酒をふりかける。

② ①にラップをかけ，電子レンジ（500 W）で4分ほど加熱する。

③ 器にこんぶとたらをのせて，しょうゆをかけ，彩のよいゆでたカリフラワーや菜っ葉を添える。

● 症状に合わせてアレンジ！

たらの代わりにたいなどの白身魚を使ってみましょう。

活動期　たらの皮をはぎ，しょうがは搾り汁を使いましょう。添えのゆで野菜はだし汁とともにミキシングします。食物繊維の多い菜っ葉は控えましょう。

狭窄　狭窄の程度にもよりますが，活動期と同様に調理します。サラサラな状態で濃厚流動食として利用できますが，粘性があると詰まる可能性があるので，主治医と相談をしながら進めていきましょう。菜っ葉は控えましょう。

エネルギー	80 kcal
たんぱく質	16.5 g
脂 質	0.4 g
食物繊維	2.2 g

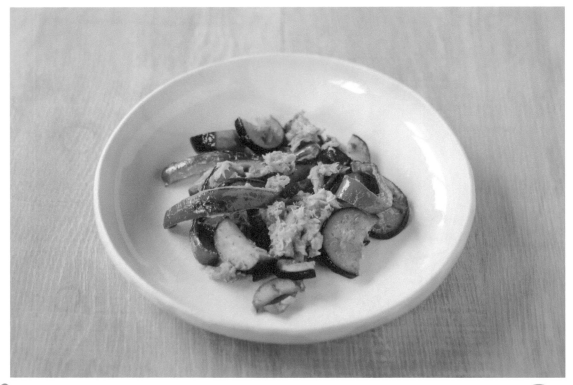

なすとピーマンとツナの味噌炒め

 15分

【材料】（1人分）

なす	60g（小1/2本）
ピーマン	30g
ツナ（油漬缶）	30g
ごま油	大さじ1
みりん	小さじ2
白みそ	10g
水	10cc

【下ごしらえ】

①なすは食べやすい大きさに切り、水にさらす。ピーマンは縦半分に切り、種をとって食べやすい大きさに切る。

②ツナは汁気を切る。

【作り方】

①フライパンに多めのごま油をひき、なすを炒め、少ししんなりしたらピーマンとツナを加えて炒める。

②みりんを加え、白みそを溶いてからめ、器に盛る。

Cooking Point　なすは弱火で時間をかけて炒めると水分とうま味が逃げてしまうので強火で手早く炒めましょう。

● 症状に合わせてアレンジ！

白みそ以外のみそを使っていろいろなみその味を楽しんでみましょう。

活動期	なすは皮をむいて繊維を切るように薄く切り、ホイルで蒸し焼きにします。ツナは水煮缶を使い、みりんと白みそ、なすと合わせます。ピーマンとごま油は控えましょう。
狭窄	活動期と同様に調理します。香りづけにごま油を数滴使うとよいでしょう。

エネルギー	200kcal
たんぱく質	6.7g
脂質	12.6g
食物繊維	2.6g

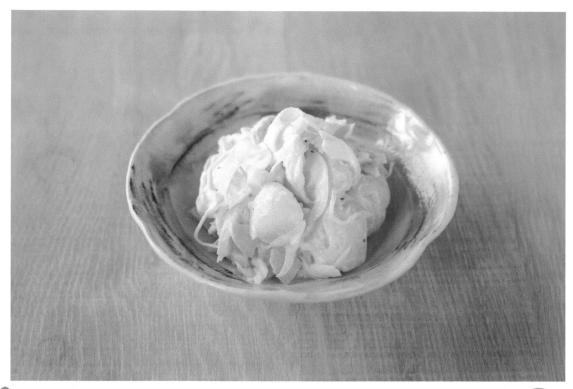

鶏ささみのサラダ

20分

【材料】(1 人分)

鶏肉(ささみ) ························· 1本(90 g)
じゃがいも ································· 40 g
にんじん ··································· 15 g
たまねぎ ··································· 20 g
きゅうり ··································· 20 g
マヨネーズ ····························· 小さじ 2
ヨーグルト ····························· 小さじ 1
塩・こしょう ····························· 少々

【下ごしらえ】

①ささみは観音開き(p.84 豆ちしき参照)にし,沸騰したお湯でゆでて,細くさく。

②にんじんは薄いいちょう切りにしてゆでておく。たまねぎは薄くスライスして,さっとゆでてから水にさらして絞っておく。じゃがいもは皮をむいて乱切りにし,水にさらしてからゆでて粉ふきいもにし,冷ます。きゅうりは皮をむいて薄くスライスして塩でもむ。水気が出たら軽く絞る。

【作り方】

①ボウルにマヨネーズ,ヨーグルトを入れてよく混ぜる。

②①にじゃがいも,にんじん,たまねぎ,きゅうり,ささみを入れて軽く混ぜる。

③塩・こしょうで味をととのえ,器に盛る。

● 症状に合わせてアレンジ!

ゆで卵や炒り卵を加えるとおいしさがアップします。

活動期　じゃがいもとにんじんは皮をむいて薄く切り,ゆでて塩をします。ささみは,筋をとり薄くうすく斜め切りにし,しょうゆをつけて片栗粉をまぶします。ホイルにゆでたじゃがいもとにんじんを並べ,ささみをのせてホイルを閉じ,蒸し器で 8 〜 10 分ほど蒸しましょう。

狭窄　活動期と同様に調理します。最後にヨーグルトマヨネーズをかけましょう。よく噛んでゆっくり食べましょう。

エネルギー ··· 164 kcal
たんぱく質 ······· 22.2 g
脂　　質 ··········· 3.1 g
食物繊維 ··········· 1.5 g

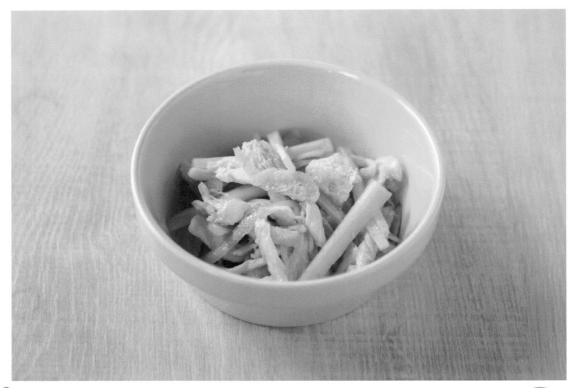

鶏ささみの甘酢あえ

15分

【材料】(1人分)

鶏肉（ささみ）…………………………… 1本
油揚げ…………………………………………… 8g
きゅうり………………………………………… 1/2本
オリーブ油…………………………………… 小さじ1
しょうゆ……………………………………… 小さじ2
酢…………………………………………………… 小さじ2
砂糖……………………………………………… 小さじ1
塩………………………………………………… 少々

【下ごしらえ】

①ささみは観音開き（豆ちしき参照）にし，沸騰したお湯でゆで，細くさく。
②油揚げは細切りにしてから湯通し，油抜きをして水気を絞る。

【作り方】

①きゅうりは皮をむいて6cmほどの長さに切り，細切りする。
②ボウルにオリーブ油，酢，しょうゆ，砂糖を入れてよく混ぜる。
③冷めたささみ，油揚げ，きゅうりを入れて混ぜる。塩で味をととのえ，器に盛る。

豆ちしき ささみの観音開きとは，両開き戸のように，ささみの中央に包丁を入れ，左右に切り込みを入れて肉を薄く切り，火の通りをよくする方法です。難しいときは肉厚を薄くするイメージで。

● 症状に合わせてアレンジ！

ごま油を数滴加えると香りづけになります。

活動期 ささみは観音開きにして沸騰したお湯でゆで，粗熱をとってから繊維に沿って細くさきます。きゅうりは皮をむいて千切りにし，さっとゆでます。ささみときゅうりにしょうゆと砂糖を合わせたものをかけていただきましょう。

狭窄 寛解期と同様に調理できますが，きゅうりは皮をむき，ゆでて使いましょう。

エネルギー … 182 kcal
たんぱく質 …… 22.6g
脂　　質 ………… 6.6g
食物繊維 ………… 0.7g

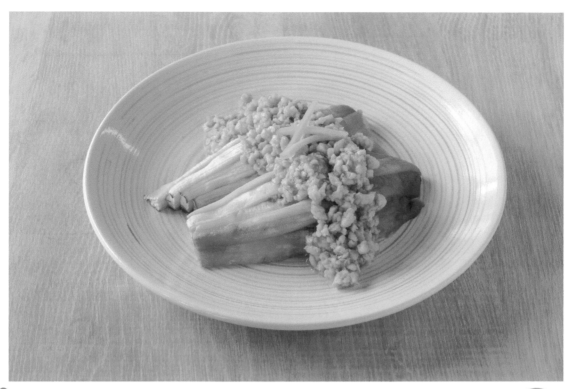

なすの鶏ささみあんかけ

 18分

【材料】(1人分) 写真は2人分

なす……………………………… 1/2本
にんじん………………………… 10g

◆鶏ささみあん

鶏肉（ささみ）………………… 小1本
しょうが汁……………………… 少々
しょうゆ………………………… 小さじ2
酒………………………………… 小さじ2
砂糖……………………………… 小さじ1
だし汁…………………………… 50cc
片栗粉…………………………… 小さじ1
水………………………………… 小さじ1

【下ごしらえ】

①なすは縦半分に切り，皮を上にして魚グリルで焼く。熱いうちに皮をはいで，縦に細く切る。にんじんは薄い短冊切りにしてゆでる。

【作り方】

①ささみはすじをとり，細かく刻む。
②鍋にしょうゆ，酒，砂糖，しょうが汁，だし汁を入れて沸騰させる。
③②に①のささみを加えて煮つめる。火を止めてから水溶き片栗粉でとじる。
④①を器に盛り，③のあんをかけ，②のにんじんを飾る。

 鶏肉は牛肉や豚肉と比べて脂質が少ないですが，鶏肉の部位のなかでも特にささみは脂質が少ないので活動期でも使いやすいです。

● 症状に合わせてアレンジ！

鶏ささみあんは湯豆腐や野菜にかけても使えるので，つくりおきをして冷凍しておくとよいでしょう。

エネルギー…156kcal
たんぱく質……21.9g
脂　質…………1.0g
食物繊維…………2.3g

活動期 なすは焼かずにやわらかくゆでて水気を軽く絞り，あんをかけましょう。

狭窄 活動期と同様に調理できますが，なすは繊維を切るように薄く切って，ゆでて使いましょう。

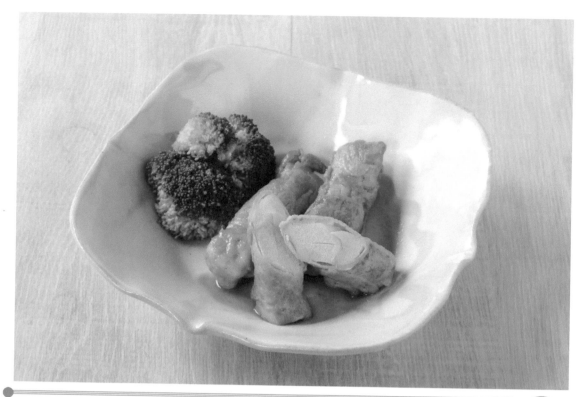

高野豆腐の豚肉巻き

20分

【材料】（1人分）

豚肉（もも（赤身），スライス）………… 60 g
高野豆腐（乾）…………………… 1枚（17 g）
塩・こしょう ……………………………… 少々
A {
しょうゆ ………………… 小さじ1と1/2
酒 ………………………………… 小さじ2
きび砂糖 ………………………… 小さじ2
}
しょうが汁 ………………………………… 少々
オリーブ油 …………………………… 小さじ1
ブロッコリー（花房）…………………… 40 g

【下ごしらえ】

① 高野豆腐はぬるま湯で戻して水気を切り，細長い棒状に切る。
② ①を豚肉で斜めに巻き，塩・こしょうをする。
③ A を合わせておく。
④ ブロッコリーは花房を小分けにし，青茹で（p.79）する。

【作り方】

① フライパンにオリーブ油をひき，①を入れて中火で加熱する。色が変わったら蓋をし，蒸し焼きする。
② 肉に火が通ったら弱火にし，③を入れ，全体的にからませる。その際，焦がさないように注意する。たれが少なくなってきたら火を止める。
③ ②をフライパンからとり出し，斜め半分に切る。
④ ③を器に盛り，ブロッコリーを添える。

● 症状に合わせてアレンジ！

高野豆腐の代わりににんじんなどの野菜を巻いてみましょう。

エネルギー … 258 kcal
たんぱく質 …… 24.3 g
脂　　質 ……… 12.2 g
食物繊維 ………… 2.2 g

活動期 油で焼かず，だし汁でやわらかくなるまでゆで，A の調味料を水溶き片栗粉あんかけにして食べるとよいでしょう。豚肉を控えたいときは，高野豆腐の卵とじや茶わん蒸しにし，ブロッコリーはコンソメスープといっしょにミキシングしてスープにするとよいでしょう。

狭窄 寛解期と同様に調理できますが，ブロッコリーは活動期と同様にスープにするとよいでしょう。よく噛んでゆっくり食べましょう。

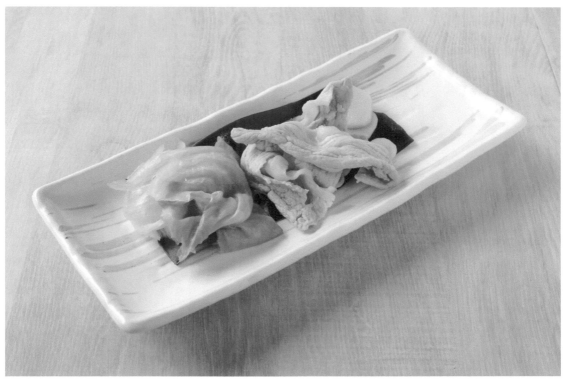

豚肉のしゃぶしゃぶ

15分

【材料】（1人分）

豚肉（もも（赤身），スライス）…………	45 g
しょうが……………………ひとかけ（7 g）	
こんぶ………………………… 1枚（10 cm）	
水………………………………… 500 cc	
レタス…………………………………… 30 g	
みそだれ（p.125）………… 13.5 g	

【下ごしらえ】
①しょうがはゆで汁に入れるので，適当な大きさにスライスする。こんぶはそのまま使用する。
②レタスは食べやすい大きさに切る。

【作り方】
①鍋に水とこんぶを入れて火にかける。沸騰したら火を弱め，しょうがを加える。
②①で豚肉とレタスをゆで，器に盛り，みそだれで食べる。

Cooking Point 豚肉はしっかり火を通すことが大事ですが，赤身を使用しているので加熱しすぎに注意しましょう。

● 症状に合わせてアレンジ！

豚肉の代わりに刺身用の白身魚にして，大根おろしで食べてもおいしいです。

活動期	豚肉とレタスはやわらかくゆでたものを，少量ずつよく噛んで食べましょう。
狭窄	レタスは繊維を切るように千切りにしてゆで，豚肉といっしょに食べるとよいでしょう。

エネルギー …	100 kcal
たんぱく質 ……	11.2 g
脂 質 …………	1.9 g
食物繊維 …………	1.2 g

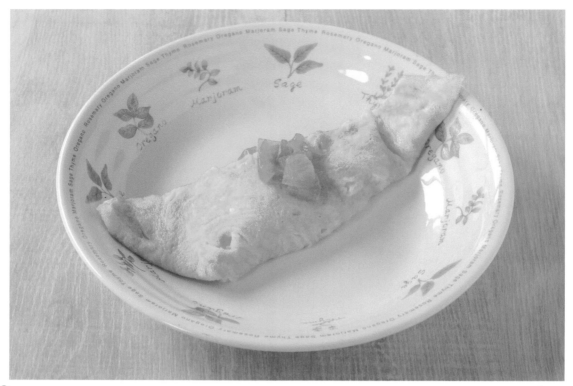

卵のクレープ風

15分

【材料】（1人分）

卵 ……………………………………… 1個
塩・こしょう ………………………… 少々
きび砂糖 ……………………………… 小さじ2
小麦粉 ………………………………… 大さじ1
水 ……………………………………… 大さじ2
オリーブ油 …………………………… 少々
白はんぺん …………………………… 40g
ミニトマト …………………………… 2個

【下ごしらえ】

①ボウルに卵と小麦粉，きび砂糖，塩・こしょうを入れてよく混ぜる。
②白はんぺんは細かく切る。
③ミニトマトは皮をむき，小さい角切りにする。

【作り方】

①フライパンにオリーブ油をひき，①を流し込み，少しかき混ぜる。
②かき混ぜながら，生地が焼けてきたら白はんぺんをのせて巻く。
③②を器に盛りつけ，最後に③のミニトマトを飾る。

豆ちしき クレープの材料は，卵と牛乳，小麦粉（薄力粉），砂糖が基本になります。分量は，卵1個に対して，薄力粉100g，砂糖大さじ1，牛乳200gくらいです。牛乳は脂質が高いので，スキムミルクに代えると，デザートのクレープとしても楽しめます。

● **症状に合わせてアレンジ！**

はんぺんの代わりにツナ（水煮缶）などを使ってみましょう。

活動期 油は使わずにフッ素加工のフライパンを用いて弱火で調理しましょう。ミニトマトは皮と種をとってさっとゆでたものを飾りましょう。

狭窄 寛解期と同様に調理できますが，ミニトマトは皮と種をとり，小さく刻んで飾りましょう。

エネルギー …206 kcal
たんぱく質 ……… 11.2 g
脂　　質 ………… 8.7 g
食物繊維 ………… 0.6 g

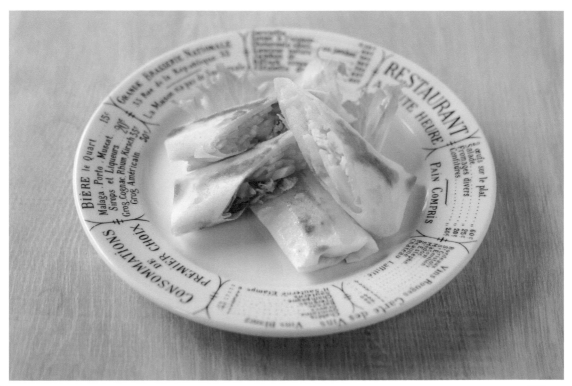

焼き春巻き

25分

【材料】（1 人分）

春巻きの皮 ····················· 1 枚
オリーブ油 ····················· 小さじ 1

◆ツナの春巻き

ツナ（水煮缶）················· 25 g
きゅうり ························· 25 g
にんじん ························· 15 g
みそだれ（p.125）··············· 6 g

◆鶏ささみの春巻き

鶏肉（ささみ，市販パック）········· 60 g
じゃがいも······················ 40 g
タルタルソース（p.125）··········· 20 g

【作り方】

◆ツナの春巻き

①ツナは水切りしてをほぐす。きゅうりは皮をむき，細切りする。にんじんは細切りにしてゆでる。

②春巻きの皮を半分に切り，半分にみそだれを塗り，①を並べて巻く。

③②にオリーブ油を塗り，200℃に温めておいたオーブンで 10 分ほど焼く。斜め半分に切り，器に盛る。

◆鶏ささみの春巻き

①ささみを食べやすい大きさにさき，タルタルソースとからめる。じゃがいもはスライスしてゆでる。

②半分の春巻きの皮に①のじゃがいも，タルタルソースをからめたささみを順にのせて巻く。

③ツナと同じ方法で焼く。斜め半分に切り，器に盛る。

エネルギー ···255 kcal
たんぱく質 ······22.3 g
脂　質 ··········8.9 g
食物繊維 ··········1.6 g

● **症状に合わせてアレンジ！**

春巻きの具は，春雨サラダやながいもに変えて食感を楽しんでみましょう。

活動期 オリーブ油はひかずに焼きます。両方ともみそだれを使いましょう。

狭　窄 両方ともみそだれを使いましょう。

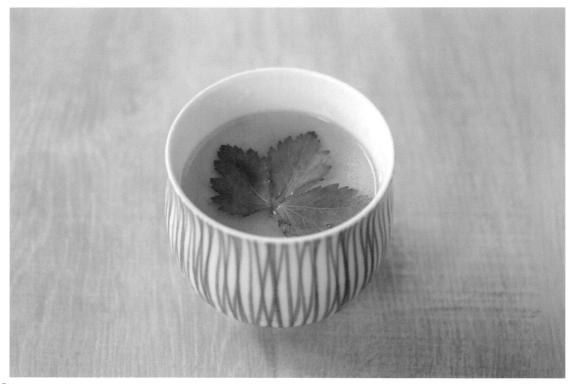

空也蒸しだしあん

【材料】（1人分）

絹ごし豆腐 ……………………………… 40 g

A {
卵 …………………………………… 1/2 個
だし汁 …………………………… 75 cc
みりん ……………………………… 小さじ 1
塩 …………………………………… 少々
しょうゆ ………………………… 小さじ 1/2
}

◆だしあん

だし汁 ……………………………… 50 cc
みりん ……………………………… 小さじ 1
塩 …………………………………… 少々
しょうゆ ……………………………… 小さじ 1
片栗粉 ……………………………… 小さじ 1

みつば（葉） ……………………………… 1 枚

【下ごしらえ】

① 卵を溶きほぐし，A を加えて混ぜ（卵液），漉し器でこす。

② 豆腐は軽く水切りする。

③ 蒸し器に水を張り，蒸気があがるまで加熱し，準備をしておく。

【作り方】

① 器に豆腐を入れ，① を注いで蓋をする。

② 蒸気のあがった蒸し器で，中火で約 10 〜 11 分，加熱する。

③ 小鍋にだしあんの材料を加え，とろみがつくまで加熱する。

④ ② ができたら，器の蓋をとり，③ をかけ，彩りにみつばの葉を飾る。

症状に合わせてアレンジ！

みつ葉の代わりにゆずなどの搾り汁を，だしあんには鶏ささみあん（p.85）を使ってみましょう。

活動期 みつ葉は控えましょう。豆腐の代わりに白身魚を入れて蒸してもよいでしょう。

狭窄 みつ葉は控えましょう。

エネルギー … 107 kcal
たんぱく質 ……… 6.1 g
脂　質 ………… 3.8 g
食物繊維 ………… 0.2 g

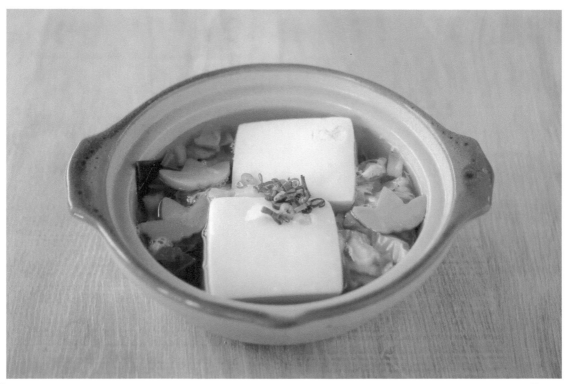

野菜入り湯豆腐

25分

【材料】（1 人分）

木綿豆腐 ······················· 200 g
しいたけ ··························· 1 枚
はくさい（葉先）················· 40 g
にんじん ························· 20 g
青ねぎ（葉先）··················· 5 g
こんぶ ················· 5 cm × 2 枚
顆粒だしの素 ······················ 4 g
水 ····················· 500 cc 程度
みそだれ（p.125）················ 16 g

【下ごしらえ】

① 豆腐は半分に切り，水切りする。

② しいたけは石づきをとり，細くスライスする。はくさいの葉先は繊維を切るように細切りする。にんじんは薄くスライスして，型抜きする。青ねぎは葉先を小口切りにする。

【作り方】

① 鍋にこんぶを敷き，水としいたけ，にんじんを加えて火にかける。

② 鍋が沸騰したら中火にし，顆粒だしの素とはくさいを加え，さらに煮込む。

③ 野菜がやわらかくなったら弱火にし，豆腐を入れて温める。最後に青ねぎを散らし，みそだれで食べる。

きのこ類は不溶性食物繊維が多いので，生のしいたけがおススメです。他のきのこ類を使用する場合は量を少なめにしましょう。

● 症状に合わせてアレンジ！

旬の野菜を使って季節を楽しみましょう。

エネルギー ···241 kcal
たんぱく質 ······· 16.6 g
脂　　質 ··········· 8.9 g
食物繊維 ············ 3.4 g

活動期 生のしいたけや青ねぎは控えましょう。はくさいは葉先だけを少し使い，にんじんといっしょにやわらかくゆでて食べましょう。

狭窄 生のしいたけや青ねぎは控えましょう。はくさいはブレンダーにかけ，にんじんはやわらかくゆでて食べましょう。

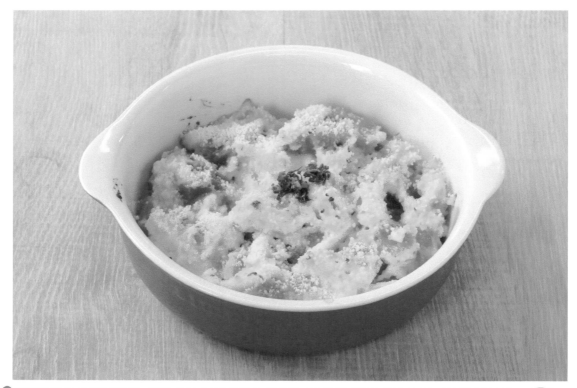

かぼちゃの豆腐グラタン

 25分

【材料】（1人分）
かぼちゃ ……………………………… 100 g
ながいも ……………………………… 20 g
絹ごし豆腐 …………………………… 100 g
白みそ ………………………………… 小さじ 2
スキムミルク ………………………… 小さじ 2
マヨネーズ …………………………… 小さじ 1
塩・こしょう ………………………… 少々
粉チーズ ……………………………… 少々
パセリ ………………………………… 少々

【下ごしらえ】
① 絹ごし豆腐をキッチンペーパーで巻き，重しをして水切りする。
② かぼちゃは皮と種をとり，食べやすい大きさに切ってゆでる。ながいもは皮をむき，短冊切りにする。パセリはみじん切りにして水にさらし，水気を切る。

【作り方】
① ボウルに豆腐とスキムミルク，白みそ，マヨネーズ，塩・こしょうを入れて混ぜる。
② グラタン皿に②のかぼちゃとながいもを並べ，①をのせて粉チーズをふる。
③ 200℃に温めたオーブンで 5 分ほど焼く。最後に②のパセリを添える。

● 症状に合わせてアレンジ！

かぼちゃの量を減らして鶏肉（ささみやむね肉）を加えると脂質を抑え，たんぱく質がアップします。

活動期 調味料のマヨネーズと粉チーズ，パセリは控えましょう。ながいもはすりおろして使いましょう。量が多いので，少量から試しながら食べていきましょう。

狭窄 ながいもはすりおろし，かぼちゃは裏ごしをして寛解期と同様に調理します。少量ずつよく噛んでゆっくり食べましょう。

エネルギー … 189 kcal
たんぱく質 ……… 9.7 g
脂　　質 ………… 7.5 g
食物繊維 ………… 4.0 g

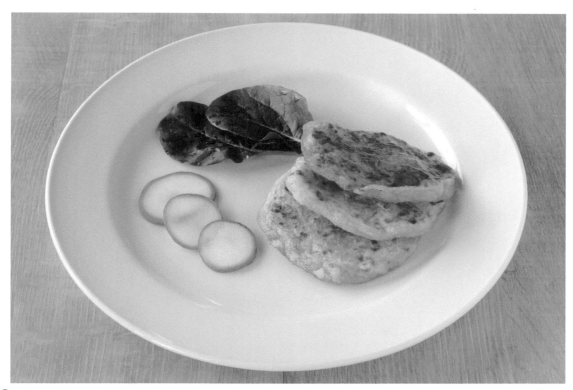

長芋の豆腐パンケーキ

⟳ **20**分

【材料】（1人分）

ながいも	80 g
れんこん	30 g
木綿豆腐	50 g
小麦粉	大さじ3と小さじ1
塩	少々
オリーブ油	少々

◆たれ

しょうゆ	小さじ2
みりん	小さじ2
酒	小さじ2
きび砂糖	小さじ2
ラディッシュ	少々
バジル（葉）	2枚

【下ごしらえ】

①木綿豆腐をキッチンペーパーで巻き，重しをして水切りする。

②たれの調味料を合わせる。

【作り方】

①ながいも，れんこんは皮をむいてすりおろす。

②ボウルに①，①と小麦粉と塩を合わせて，よくこねる。

③②を2～3つにわけ，パンケーキ状にする。

④フライパンにオリーブ油をひき，弱火で片面6分ほど蒸し焼きにしたら，裏返して弱火で3分焼く。

⑤④が焼けたら②のたれをからめて軽く焼き，器に盛る。

⑥⑤の器にラディッシュのスライスとバジルの葉を飾る。

エネルギー … 284 kcal
たんぱく質 ……… 8.8 g
脂　質 ………… 3.8 g
食物繊維 ………… 2.3 g

● **症状に合わせてアレンジ！**

れんこんのすりおろしの代わりににんじんのすりおろしを使ってもおいしくできます。

活動期 れんこんをながいもに代え，油をひかずにフッ素加工のフライパンを用いて弱火でじっくり焼きましょう。

狭窄 活動期と同様に調理します。少量ずつよく噛んで食べましょう。

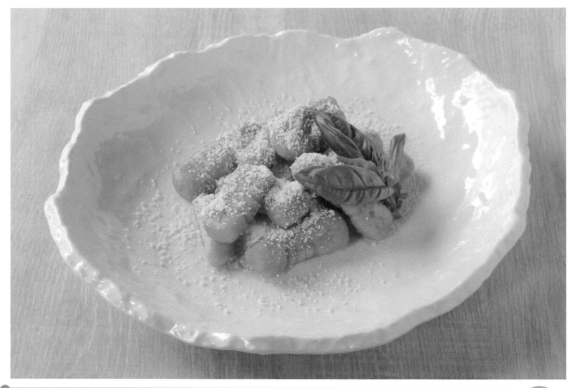

かぼちゃのニョッキ

30分

【材料】（1人分）

かぼちゃ ……………………………… 120g
小麦粉 ………………………………… 30g
塩・こしょう ……………………………… 少々
卵 ……………………………………… 1/2個
粉チーズ ………………………………… 5g
バジル（葉） ……………………… 2〜3枚

【下ごしらえ】

① かぼちゃは皮と種をとり除き，大きめに切り，鉄板にクッキングシートを敷いて並べ，180℃に温めたオーブンで20分焼く。ボウルに移し，マッシャーでつぶす。

【作り方】

① まな板に小麦粉をしき，①のかぼちゃを中心に入れ，その真ん中にくぼみをつくって卵を入れ，外側から内側に混ぜるようにこねる。

② ①をひとつにまとめ，打ち粉をして長細く伸ばし，食べやすい大きさに切る。

③ フォークに小麦粉をまぶし，ニョッキをフォークに親指で滑らせるようにしてかたどる。

④ ニョッキは，軽く小麦粉をふったバットに入れておき，塩をした湯が沸いたら，③のニョッキを入れ，浮いてきたらとる。

⑤ 湯であがった④のニョッキを器に盛り，好みで粉チーズをふりかけ，バジルの葉を添える。

エネルギー … 231 kcal
たんぱく質 ……… 9.7g
脂　　質 ………… 4.7g
食物繊維 ………… 4.2g

● 症状に合わせてアレンジ！

トマトソースやバジルソースで食べてもおいしいです。

活動期　こしょうと粉チーズ，バジルは控えましょう。だしあんなどをかけて食べると和風になり，違う味が楽しめます。

狭窄　活動期と同様に調理します。

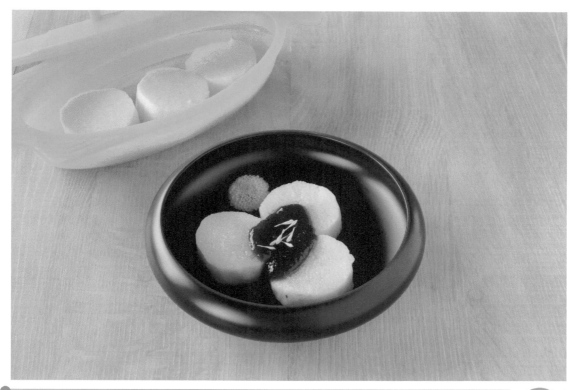

長芋の味噌お焼き風

10分

【材料】（1人分）

ながいも ･･････････････ 105 g（1個35 g）
片栗粉 ････････････････････････ 小さじ 1

◆みそだれ

赤みそ ････････････････････････････ 7 g
きび糖 ････････････････････････････ 6 g
酒 ･････････････････････････････ 小さじ 2
菊の花（飾り用）････････････････････ 1つ

【下ごしらえ】

◆みそだれ　小鍋に赤みそ，きび糖，酒を入れて弱火にかける。木べらで混ぜながら弱火で加熱する。

【作り方】

①ながいもは皮をむき5 cmくらいの厚さの輪切りにし，薄く片栗粉をつける。シリコンスチーマーに長いもを入れて，電子レンジ（500 W）で3分加熱する。

②ながいもを器に盛りつけ，みそだれをかけ，菊の花を彩に添える。

豆ちしき　ながいもは他の野菜と比べてたんぱく質が多く，ミネラルも豊富に含まれています。

● 症状に合わせてアレンジ！

ながいもの代わりにいろいろな品種のじゃがいを使って，おいもの味を楽しんでみましょう。

エネルギー … 124 kcal
たんぱく質 ……… 3.3 g
脂　　質 ………… 0.7 g
食物繊維 ………… 1.3 g

活動期　ながいもは 1/3 量（1個）くらいから試していきましょう。

狭窄　ながいもなどのいも類はミキシングをすると粘性が出ます。狭窄の程度により異なりますが，均質性のあるサラサラした状態のものを少量ずつから試していきましょう。

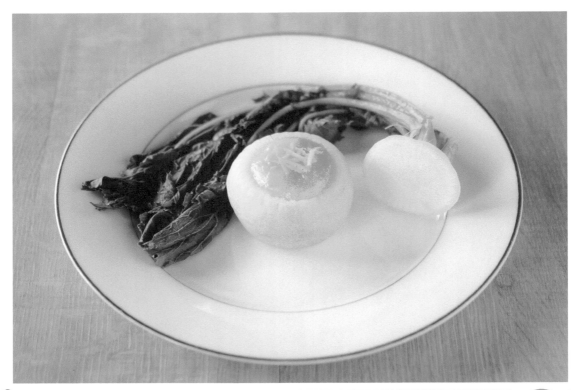

かぶのゆず味噌蒸し

30分

【材料】（1人分）
かぶ（葉つき）………………… 1個（100 g）
◆ゆずみそ
　西京みそ ……………………… 大さじ 1
　みりん ………………………… 大さじ 1/2
　酒……………………………… 小さじ 1
　ゆず（搾り汁）……………… 小さじ 1
　ゆずの皮 ……………………………少々

【下ごしらえ】
◆ゆずみそ　小鍋に西京みそ，みりん，酒を入れて混ぜながら弱火にかけて，とろみがついたら火を止め，ゆずの搾り汁を入れてよくかき混ぜる。

【作り方】
① かぶは葉がついた上部と，皿にのりやすくするために下部を少し水平に切り，皮のまま蒸し器で火が通るまで蒸す（約 25 〜 30 分）。
② 蒸し上がったかぶに，ゆずみそをのせて，薄切りにしたゆずの皮を飾る。
③ かぶの葉もさっとゆでて流水にとり，絞ってかた飾りにする。
④ かぶの皮は器になるので，中だけをくり抜いて食べる。

 かぶの葉には抗酸化作用を有するβカロテンやビタミンなどの栄養が豊富に含まれています。工夫して調理に使ってみましょう。

● 症状に合わせてアレンジ！

ゆずみそを好みのみそだれに代えて，自分の好きなみそだれを見つけたり，他の食材（だいこんや豆腐など）との相性を試してみるのも楽しいでしょう。

活動期　ゆずの搾り汁と皮は控えてみそあんをつくりましょう。かぶは皮を残し，みそあんをかけて食べましょう。

狭窄　かぶは皮を厚くむき，やわらかく蒸してミキサーにかけましょう。ゆずみそをつけて食べることはできますが，ゆずの皮は控えましょう。

エネルギー ……86 kcal
たんぱく質 ……… 2.4 g
脂　　質 ………… 0.6 g
食物繊維 ………… 2.4 g

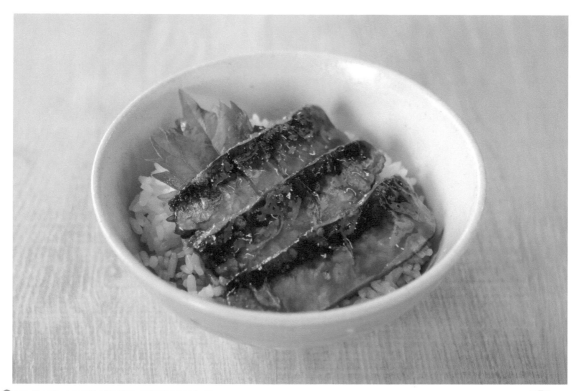

いわしの蒲焼丼

15分

【材料】（1人分）

いわし……………………………… 1.5尾
片栗粉……………………………… 小さじ2
オリーブ油………………………… 小さじ1
ごはん……………………………… 150g
青じそ……………………………… 1枚

◆たれ

しょうゆ………………………… 小さじ2
みりん…………………………… 小さじ2
酒………………………………… 大さじ1
砂糖……………………………… 小さじ1
水………………………………… 大さじ2
しょうが汁……………………… 少々

【下ごしらえ】

① たれの調味料を合わせる。

② いわしは三枚におろし，キッチンペーパーで水気をふきとり，片栗粉を均等にまぶす。

【作り方】

① フライパンにオリーブ油をひき，②のいわしを両面炒めてから皿にとりだす。

② ①のフライパンの油をふきとり，たれの材料を入れて煮立たせる。

③ 火を弱めて，いわしを加えてさっと煮込む。煮すぎないように注意する。

④ 丼にごはんを入れて，③の煮汁を入れ，青じそを敷いて，いわしをのせる。

エネルギー…490 kcal
たんぱく質……18.3 g
脂　　質………10.9 g
食物繊維…………0.7 g

症状に合わせてアレンジ！

いわしの代わりにさんまを使ってみましょう。

活動期 いわしの代わりに脂の少ない白身魚（たらやたいなど）を使いましょう。たれは寛解期と同様のものを使うことはできますが，しょうが汁は少なめにし，青じそは控えましょう。

狭窄 いわしの小骨が気になるときは，いわしを卵といっしょにブレンダーにかけ，いわしのハンバーグにして，たれをつけて食べるとよいでしょう。

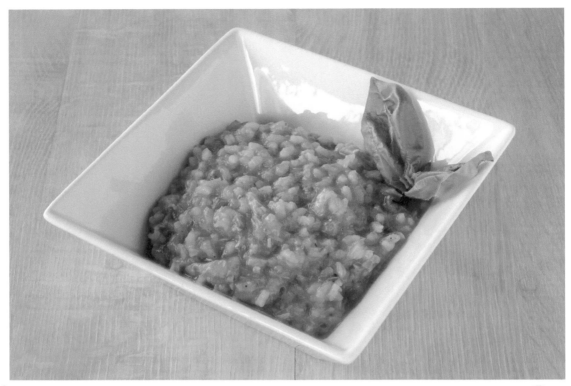

さばとトマトのリゾット

【材料】（1人分）

さば（水煮缶）……………………1/2缶（73g）	
おろししょうが………………………………2g	
たまねぎ………………………………………20g	
トマト（ホール缶）…………………………50g	
オリーブ油……………………………………少々	
米………………………………………………40g	
水………………………1カップ半（300cc）	
コンソメスープの素………小さじ1（2.5g）	
塩・こしょう…………………………………少々	
バジル（飾り用）…………………………2〜3枚	

【下ごしらえ】

① さばの水煮は身をほぐしておく。

② たまねぎはみじん切りにし，トマトはつぶしておく。

【作り方】

① 鍋にオリーブ油を熱し，たまねぎを中火で1分ほど炒めたら米を加えてさらに2分ほど炒める。

② ①に水300ccとコンソメスープの素，トマト，おろししょうがを加えて強火で煮立たせる。煮立ったら，中〜弱火にして約10分煮込む。途中で水が減ってきたら水を少し加えてさらに煮込む。

③ ②にさばの水煮（煮汁も）を加えて，塩・こしょうで味をととのえ，5分ほど煮込み，火を止める。

④ 器に盛り，バジルの葉を飾る。

● 症状に合わせてアレンジ！

さばの代わりに蒸した白身魚（たらやたいなど）などを細かくほぐして使ってみましょう。

活動期 さばの代わりに脂の少ないたいなどの白身魚を使いましょう。しょうがはお腹の調子をみながら，搾り汁を少量だけ使いましょう。油とこしょう，バジルは控えましょう。生米の代わりにやわらかく炊いたごはんを使って煮込みましょう。

狭窄 しょうがは搾り汁を使い，バジルは控えましょう。

エネルギー …325 kcal
たんぱく質 …… 18.5 g
脂質 ……………… 10.4 g
食物繊維 ………… 1.3 g

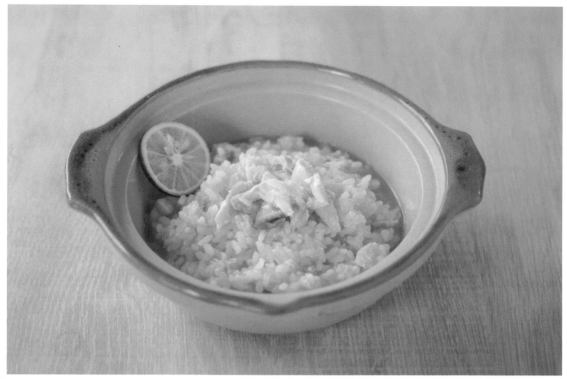

さけとにんじんのリゾット風

 15分

【材料】（1 人分）
さけ（生）………………… 1 切れ（70 g）
にんじん…………………………………… 20 g
　塩・こしょう………………………………少々
　オリーブ油………………………………小さじ 1
だし汁（かつお，昆布）………… 200 cc
しょうが汁……………………………………少々
しょうゆ…………………………………小さじ 1
ごはん……………………… 100 g（好みで）
ゆず（スライス）………………………… 1 枚

【下ごしらえ】
①にんじんは皮をむいてすりおろす。またはブレンダーなどですりつぶす。すりつぶしたにんじんに塩・こしょうをして，オリーブ油で炒める。
②さけは両面をこんがり焼く。

【作り方】
①鍋にだし汁を入れて火にかける。
②沸騰したら，ごはんとにんじん，しょうゆ，しょうが汁を入れて煮込む。
③②のさけをほぐして加え，火を止める。
④スライスしたゆずを添える。

 Cooking Point　さけは先にこんがりと焼いておくことで魚の臭みを軽減することができます。

● 症状に合わせてアレンジ！

さけの代わりに鶏ささみやむね肉を使ってみましょう。

| 活動期 | さけは白身魚ですが，脂ののっている時期（5 〜 7 月）は少量にしましょう。さけの代わりにたらやじゃこなどを使ってもよいでしょう。油とゆずのスライスは控えましょう。 |
| 狭窄 | ゆずのスライスは種を食べないように気をつければ，寛解期と同様に調理できます。 |

エネルギー…319 kcal
たんぱく質……19.5 g
脂　質…………7.5 g
食物繊維…………0.9 g

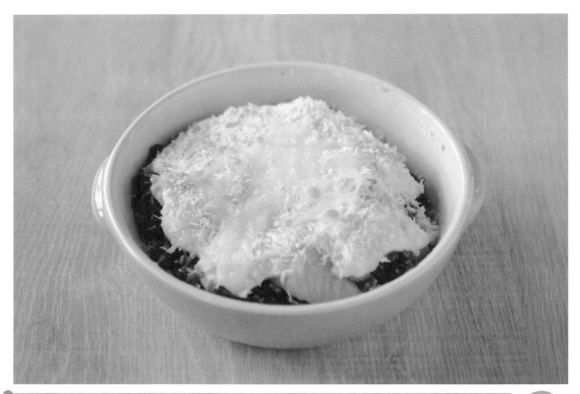

さけとほうれん草のドリア

【材料】（1 人分）

さけ（生）…………………………………… 1 切れ	
塩・こしょう………………………………………少々	
オリーブ油……………………………………… 小さじ 1	
ほうれんそう……………………………………… 40 g	
パン粉……………………………………………… 大さじ 1	
スライスチーズ………………………………… 1/2 枚	
ごはん…………………………………………… 100 g	

◆ソース

絹ごし豆腐……………………………………… 100 g	
スキムミルク…………………………………… 小さじ 2	

【下ごしらえ】

① さけは塩・こしょうをして，フライパンにオリーブ油をひき，両面を焼く。

② ほうれんそうはゆでてから流水で冷やして絞り，小口切りにする。

③ 絹ごし豆腐はキッチンペーパーで巻き，重しをのせて水切りしたものを耐熱容器に入れて，電子レンジ（500 W）で 1 分半ほど加熱してさらに水分を切る。

【作り方】

① ③の豆腐が少し冷めたらつぶし，スキムミルクを加えてよく混ぜる。

② グラタン皿にごはんを入れ，ほうれんそうとほぐしたさけをのせる。この上に①の豆腐を，最後にスライスチーズとパン粉をのせて，200℃に温めておいたオーブンで 3 分ほど焼く。

Cooking Point ほうれんそうをゆでるときは茎の中心に切り込みを入れ，先に葉をもって 30 秒ほどゆで，その後，全体を 30 秒ほどゆでるとちょうどよいやわらかさになります。

● 症状に合わせてアレンジ！

ほうれんそうの代わりにこまつなやたまねぎを使ってみましょう。

活動期 ほうれんそうは葉先だけを使い，油とこしょう，チーズは控えましょう。スキムミルクの代わりにコンソメスープを使ってリゾット風にしてみましょう。

狭窄 ほうれんそうは控えましょう。ほうれんそうを使いたいときは葉先をコンソメスープといっしょにブレンダーにかけましょう。

エネルギー …400 kcal
たんぱく質 ……26.0 g
脂　　質 ……… 12.5 g
食物繊維 ………… 1.8 g

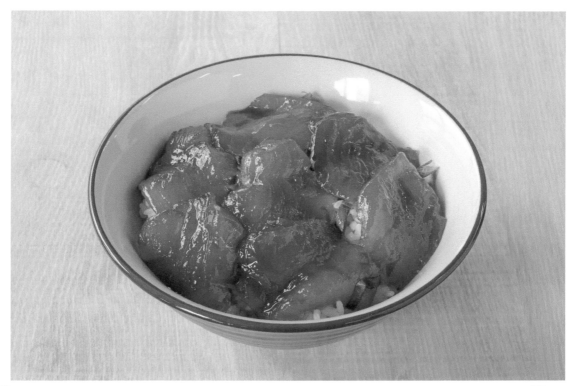

まぐろの漬け丼

15分

【材料】（1人分）

まぐろ（さしみ用）	60 g
ごはん	150 g
青じそ	2 枚
練りわさび	少量（好みで）

◆たれ

しょうゆ	小さじ 2
酒	小さじ 2
みりん	小さじ 2
しょうが汁	少々

【下ごしらえ】
① 酒，みりん，しょうゆを小鍋に入れてひと煮たちさせて冷ます。
② まぐろをスライスして①に漬け，10 分ほど冷蔵庫で寝かす。
③ 青じそは繊維を切るように千切りにする。

【作り方】
① 炊きたてのごはんに③の青じそを混ぜる。
② 丼に①のごはんを盛り，漬けまぐろをのせ，好みで練りわさびを加える。

Cooking Point　まぐろは赤身を使います。薄くスライスすることで，たれがしみこみやすくなります。

● **症状に合わせてアレンジ！**

かつおのたたきのようにまぐろの表面を軽く焼いてたれに浸けてもおいしいです。

活動期　まぐろはたれに漬け込んだら，アルミホイルに包んで魚グリルなどで蒸し焼きにします。おかゆに混ぜて食べるとよいでしょう。青じそとわさびは控えましょう。

狭窄　青じそは控えましょう。

エネルギー	385 kcal
たんぱく質	20.2 g
脂質	2.2 g
食物繊維	0.7 g

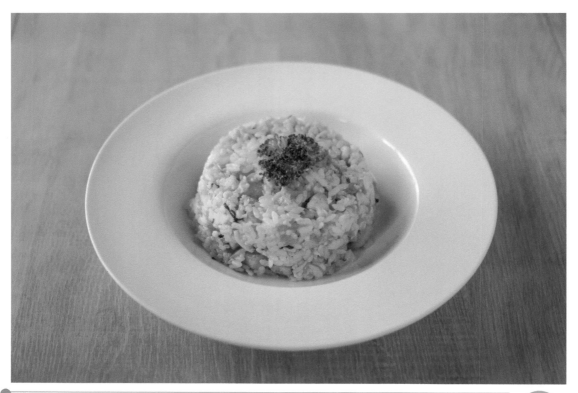

鶏むね肉のチャーハン

【材料】（1人分）

鶏肉（むね）	60 g
卵	1個
砂糖	小さじ2
オリーブ油	小さじ1
にんじん	20 g
たまねぎ	20 g
青ねぎ（葉先）	少々
鶏ガラスープの素	小さじ1
しょうゆ	小さじ2
塩・こしょう	少々
ごはん	120 g
ブロッコリー（花房）	20 g

【下ごしらえ】

① 鶏胸肉は皮をとり除き，小さく切っておく。

② 卵は砂糖を入れて溶いておく。

③ にんじんは薄くスライスしていちょう切りにしてゆでる。たまねぎはみじん切り，青ねぎは千切りにする。ブロッコリーは花房を小分けにし，青茹で（p.79）する。

【作り方】

① フライパンにオリーブ油をひいて，卵を半熟くらいの炒り卵にして皿にとり出す。

② ①のフライパンで，鶏肉と③のたまねぎを炒める。

③ 塩・こしょう，鶏ガラスープの素，しょうゆで味つけする。

④ ③に③のにんじんと青ねぎを加えて軽く炒める。

⑤ ④にごはんと①の卵を加えて軽く炒める。

⑥ ⑤を皿に盛り，③のブロッコリーを添える。

● 症状に合わせてアレンジ！

むね肉の代わりにツナ（水煮缶）を使ってみましょう。卵を減らすと脂質が5g減ります。

活動期 鍋に水と鶏ガラスープの素を入れ，油と青ねぎを除いた野菜とごはんを煮込んで雑炊にしましょう。

狭窄 青ねぎとブロッコリーを控えたチャーハンにしましょう。

エネルギー	442 kcal
たんぱく質	25.8 g
脂質	11.0 g
食物繊維	2.2 g

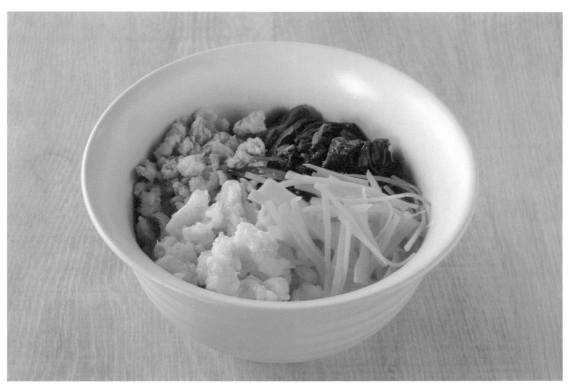

鶏むね肉のそぼろ丼

18分

【材料】（1人分）

鶏肉（むね）················ 60 g
A｛ しょうゆ··············· 小さじ1/2
　　酒··················· 小さじ1
　　砂糖················· 小さじ1
　　塩・こしょう············ 少々
卵······················· 1個
　砂糖··················· 小さじ1
にんじん··················· 30 g
　砂糖··················· 小さじ1/2
　水···················· 適量
ほうれんそう（葉先）········· 30 g
　塩···················· 少々
　しょうゆ··············· 小さじ1/2
ごはん··················· 120 g

【作り方】

①鶏肉はみじん切りにして塩・こしょうをし、小鍋に入れ、A とともに煮込む。
②卵は割りほぐして砂糖を加え、フライパンで炒り卵にする。
③にんじんは細切りにして、小鍋に砂糖と水を加えてゆでる。
④ほうれんそうは塩を加えてゆでてから流水にさらして絞り、5 cm長さに切りそろえ、しょうゆをさす。
⑤丼にごはんを盛り、①〜④を盛りつける。

● 症状に合わせてアレンジ！

ほうれんそうの代わりにこまつなやチンゲンサイを使ってみましょう。また、むね肉の代わりに冷凍しておいた鶏ささみあん(p.85)をレンジで解凍すれば時短になります。

活動期 むね肉とにんじん、ほうれんそう（細かく刻む）に味つけし、いっしょに鍋に入れ、卵でとじます。卵でとじたら、そのままおかずにしてもよいですし、おかゆにのせて食べてもおいしいです。

狭窄 ほうれん草は控え、三色のそぼろ丼にしましょう。

エネルギー···413 kcal
たんぱく質······25.2 g
脂　　質········6.8 g
食物繊維·········1.9 g

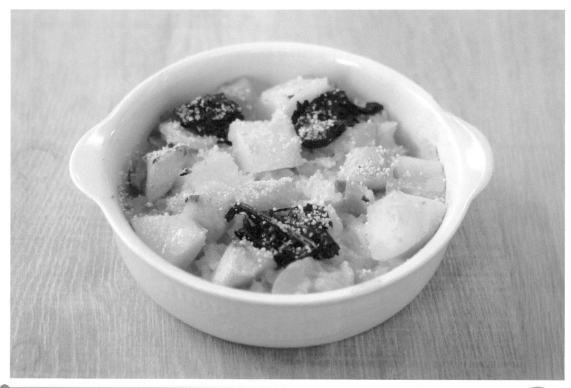

鶏もも肉のクリームドリア

 25分

【材料】（1人分）

鶏肉（もも，皮なし）	40 g
塩・こしょう	少々
オリーブ油	小さじ 1
じゃがいも	60 g
にんじん	30 g
たまねぎ	20 g
ほうれんそう（葉先）	30 g
ごはん	100 g
粉チーズ	少々

◆クリームソース

スキムミルク	15 g
水	50 cc
豆乳	100 cc
コンソメスープの素	4 g

【下ごしらえ】

①鶏肉はひと口大に切り，塩・こしょうをして，オリーブ油で炒める。

②じゃがいもは皮をむいて一口大に切り，水にさらす。にんじんは小さめの乱切り，たまねぎは縦半分に切り，スライスする。にんじん，たまねぎ，じゃがいもの順でやわらかくゆでる。

③ほうれんそうはゆでてから水にさらして絞り，3 cm長さに切りそろえる。

◆クリームソース　水を軽く沸騰させてからスキムミルクを溶かし入れる。豆乳，コンソメスープの素を加えてひと煮たちさせる。

【作り方】

①クリームソースの鍋に①と②のたまねぎ，にんじんを入れて軽く煮込み，最後にじゃがいもを加えて煮詰める。

②グラタン皿に，ごはん，①，③の順にのせ，粉チーズをかけて 200℃に温めておいたオーブンで 5 分ほど焼く。

● 症状に合わせてアレンジ！

もも肉をむね肉やささみ，ツナ（水煮缶）に，豆乳をスキムミルクに代えると脂質量を減らせます。

活動期　もも肉をささみやむね肉に代え，たまねぎはみじん切り，ほうれんそうは葉先を細かく刻みましょう。油と粉チーズは控え，豆乳はスキムミルクに代えましょう。乳糖不耐症の方はスキムミルクが使えないので，豆乳を減らして使いましょう。

狭窄　たまねぎとほうれんそうの葉先はみじん切りにしましょう。

エネルギー	471 kcal
たんぱく質	23.3 g
脂 質	11.3 g
食物繊維	3.3 g

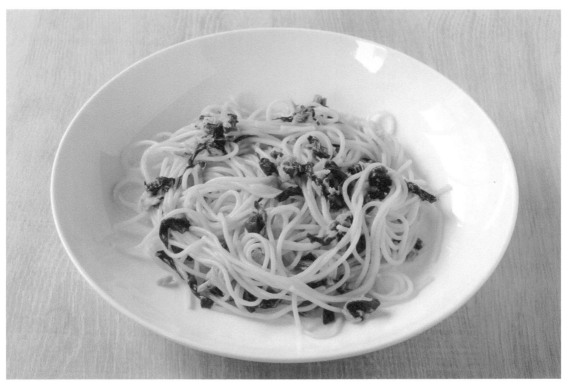

ほうれん草とツナのパスタ

15分

【材料】（1人分）

パスタ（乾）································60 g
　塩······························小さじ1/2強
ほうれんそう···························60 g
ツナ（水煮缶）··························30 g

◆しょうゆドレッシング

　りんご酢·····················小さじ2
　きび砂糖·····················小さじ1
　しょうゆ·····················小さじ2
　オリーブ油···················小さじ2

【下ごしらえ】

① ほうれんそうは5mm幅に切ってからやわらかくゆで，流水で冷やして絞る。
② ツナは水切りしてほぐす。
③ しょうゆドレッシングは材料をボウルに入れ，混ぜる。

【作り方】

① パスタは塩を加えた湯で，時間どおりにゆでる。
② パスタを湯切りしてボウルに入れ，①②③を混ぜ，器に盛る。

Cooking Point　パスタは太さによってゆでで時間が異なるので，購入したパスタのゆで時間のとおりにゆでます。ゆであがってすぐにドレッシングを混ぜることで，パスタがほぐれやすくなります。

豆ちしき　酢の種類は多く，穀物酢，米酢，黒酢，りんご酢，バルサミコ酢など，味や香りも異なります。りんご酢は，フルーティな酸味があり，オリーブ油や砂糖を加えるとまろやかになります。

● 症状に合わせてアレンジ！

ちりめんじゃこや粉チーズを加えるとカルシウムがアップします。

　ほうれんそうの量を半分にして葉先だけを使いましょう。ドレッシングは油を少なめ，しょうゆを多めにしてつくりましょう。

　ほうれんそうは繊維が多いので葉先を少量刻んで使いましょう。

エネルギー···365 kcal
たんぱく質······15.1 g
脂　　質········10.1 g
食物繊維··········3.3 g

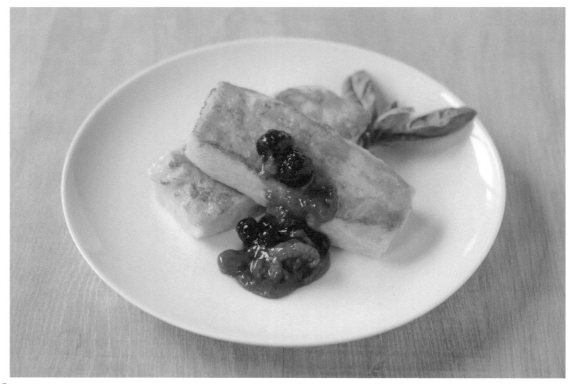

フレンチトースト

30分

【材料】（1 人分）
食パン（5 枚切り）················· 1 枚（80 g）
卵·································· 1 個
豆乳······························ 50 cc
塩・こしょう······················· 少々
きび砂糖·························· 小さじ 1
オリーブ油························· 少々
フルーツソース（p.126）············ 20 g
バジル（飾り用）··················· 2 ～ 3 枚

【作り方】
①食パンの耳を切り落とす（耳はパン粉用に冷凍しておくとよい）。
②卵を溶き，豆乳，塩・こしょう，きび砂糖を加えて混ぜる。
③バットに②を流し入れて①の食パンを浸し，冷蔵庫で 20 ～ 30 分置く。
④フライパンにオリーブ油をひき，両面が少し焦げる程度に焼く。焼きあがったら器に盛り，フルーツソースを添える。

Cooking Point 食パンを卵液（②）に漬け込む時間は長ければ長いほどしっとり仕上がります。夜に漬け込んでおくと調理理時間が短縮できます。

豆ちしき 果物に含まれるペクチンという水溶性食物繊維の機能を使ってジャムをつくることができます。ペクチンは柑橘類やりんご，ももに多く含まれ，いちごなどはペクチンが少ないのでレモン果汁を加えてつくります。

● 症状に合わせてアレンジ！

脂質を抑えたいときは豆乳をスキムミルクにしましょう。食パンの代わりにイングリッシュマフィンやベーグルを使うとまた違った食感を楽しめます。

活動期 このレシピは利用できません。

狭窄 フルーツソースは果物の皮や種が残らないものを使いましょう。

エネルギー …326 kcal
たんぱく質 …… 13.3 g
脂　質……… 12.5 g
食物繊維………… 2.3 g

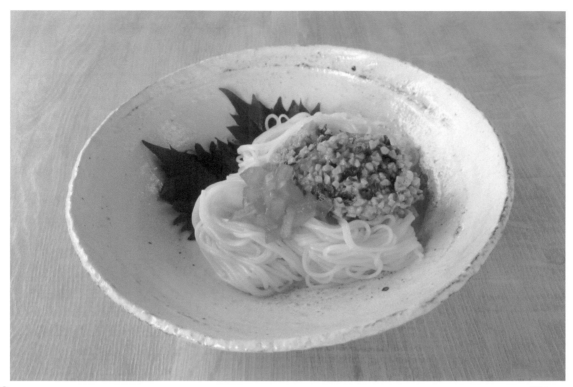

納豆そうめん

10分

【材料】（1 人分）

納豆（ひきわり）	1 パック（40 g）
たれ（納豆の附属品）	1 袋
だし割しょうゆ	小さじ 1
そうめん（乾）	60 g
青じそ	2 〜 3 枚
ミニトマト	1 個

【作り方】

① 納豆はよく混ぜてから，たれを加えて混ぜる。

② 青じそは繊維を切るようにして千切り，ミニトマトは皮をむいて角切りにする。

③ そうめんはゆでて，流水で洗う。

④ ボウルに納豆，青じそ，だし割しょうゆ分を入れて混ぜる。

⑤ 器にそうめんを盛り，④とトマトを彩りに飾る。

　納豆はよくかき混ぜて粘りをだしてからたれを入れるとおいしくなります。

　納豆は消化のよい発酵食品です。特にひきわり納豆は大豆の皮をとり除いてあるので，粒の納豆よりもさらに消化がよいです。ビタミン K やカルシウムもたくさん含んでいるので骨粗鬆症の予防にもなります。

● 症状に合わせてアレンジ！

温かい麺にするときは，そうめんを先にゆでて流水で洗い，別の鍋で煮込んだ野菜スープにそうめんを加えて温めます。

活動期　トマトは皮と種をとり，青じそは控えましょう。お腹の調子をみながら，そうめんの量やつゆの温度を調整しましょう。

狭窄　トマトは皮と種をとり，青じそは控えましょう。

エネルギー … 294 kcal
たんぱく質 …… 12.8 g
脂　　質 ………… 4.9 g
食物繊維 ………… 4.2 g

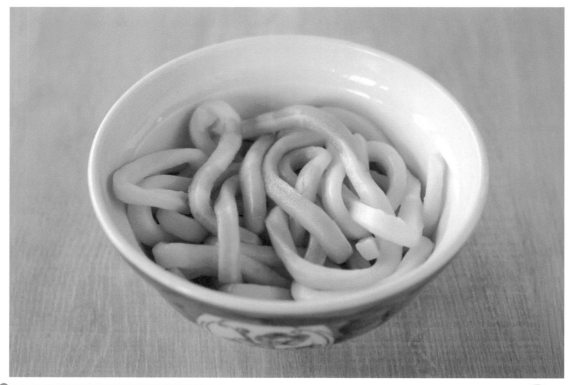

伊勢うどん

10分

【材料】（1人分）

伊勢うどん（ゆで）……………半玉（180g）
卵………………………………………… 1個
かまぼこ ……………………………… 2枚
葉ねぎ………………………………… 5g

◆伊勢うどんだれ

　だし汁 …………………………… 大さじ1
　たまりしょうゆ………………… 小さじ2
　みりん …………………………… 小さじ2
　きび砂糖 ……………………… 小さじ1/2

【下ごしらえ】

◆伊勢うどんだれ　味噌スープ（p.109）のだし汁を使う。小鍋にだし汁，たまりしょうゆ，みりん，きび砂糖を入れて火にかけ，沸騰したら火を止める。

【作り方】

① 伊勢うどんはゆで麺なので，たっぷりのお湯で軽くゆでる。
② 葉ねぎを小口切りにする。卵は温泉卵にしておく。
③ 丼にうどんと温めた伊勢うどんだれを入れて軽く混ぜ，器に盛る。
④ かまぼこ，ねぎ，温泉卵（写真右）は，お腹の調子に合わせて食す。

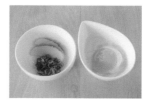

● 症状に合わせてアレンジ！

やまいもをすったとろろをかけると消化もよくおいしくなります。たまりしょうゆと伊勢うどんがないときは，濃い口しょうゆと市販のうどんでもかまいません。

活動期　葉ねぎは控えましょう。卵とじうどんにして食べるとよいでしょう。ゆっくりよく噛んで食べましょう。

狭窄　葉ねぎは控えましょう。ゆっくりよく噛んで食べましょう。

エネルギー …338 kcal
たんぱく質 …… 14.8 g
脂　　質………… 6.8 g
食物繊維………… 1.6 g

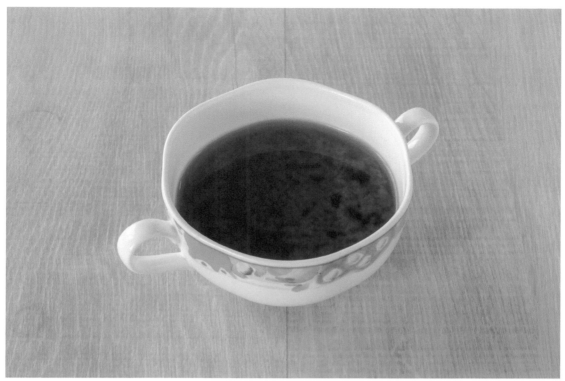

味噌スープ

5分

【材料】（1 人分）
だし汁 ……………………………… 150 cc
みそ ……………………………… 10 ～ 15 g

◆だし汁（500 cc 分）
　こんぶ ………………………………… 5 cm
　かつお節 ……………………………… 10 g
　水 ……………………………… 500 cc

【下ごしらえ】
◆だし汁　鍋に水 500 cc とこんぶを入れて一晩寝かす。こんぶをとり出し，鍋のこんぶだしを沸騰させる。沸騰したところにかつお節を加え，火を止める。2 分ほどそのままにし，ふきんなどで漉す。

【作り方】
①小鍋にだし汁を 150 cc 入れて火にかける。
②沸騰したら火を止めて，みそを溶き入れ，器に盛る。

 Cooking Point　「みそ」も下記に記すように種類がたくさんあるので，みそを変えていろんな風味を楽しんでもよいでしょう。ただし，だしの入ったみそは辛くなるので分量を加減しましょう。

豆ちしき　みそは発酵食品ですが，原料により豆味噌，米味噌，麦味噌などに分類され，地域や種類により赤味噌，白味噌，合わせ味噌（調合味噌）などの色の分類や，甘味噌，甘口味噌，辛口味噌など味による分類もあるので，いろいろ試してみましょう。

● 症状に合わせてアレンジ！

しょうが汁を搾って入れるとしょうがの香りが楽しめ，体が温まります。

エネルギー ……29 kcal
たんぱく質 ……… 1.6 g
脂　　質 ………… 0.4 g
食物繊維 ………… 0.7 g

 活動期
 狭窄　豆の皮が残っている味噌（自家製の豆味噌）を控えればレシピどおりに利用できます。

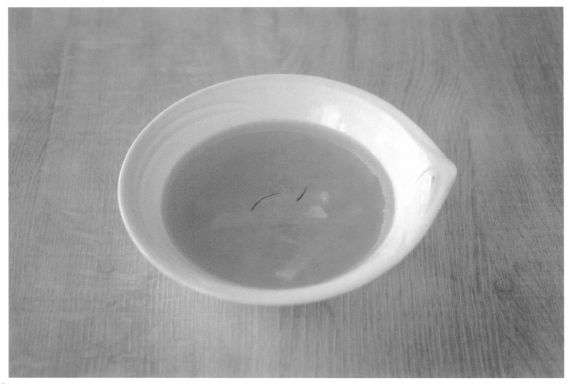

サフランスープ

15分

【材料】（1人分）

だいこん ……………………………………… 10 g
にんじん ………………………………………… 5 g
じゃがいも …………………………………… 20 g
たまねぎ ……………………………………… 20 g
水 ……………………………… 1 カップ（200 cc）
コンソメスープの素 ……………………………… 1 g
サフラン ……………………………………… 少々
塩・こしょう ………………………………… 少々

【下ごしらえ】

①にんじんは皮をむき，千切りにする。たまねぎは皮をむき，薄切りにする。だいこんは皮をむき，細い短冊切りにする。じゃがいもは皮をむき，薄い短冊切りにして水にさらす。

【作り方】

①鍋に分量の水，コンソメスープの素，サフラン，にんじん，たまねぎを入れて煮込む。5分ほど煮込んだら，だいこんとじゃがいもを加え，やわらかくなるまで煮込む。

②最後に塩・こしょうで味をととのえ，器に盛る。

エネルギー ……29 kcal
たんぱく質 ……… 0.7 g
脂　　質 ………… 0.1 g
食物繊維 ………… 0.8 g

● 症状に合わせてアレンジ！

具材の野菜に旬の野菜をとり入れて季節を楽しみましょう。

活動期 すべての材料をやわらかく煮て使いましょう。

狭窄 スープの粗熱をとり，ミキサーにかけて使いましょう。

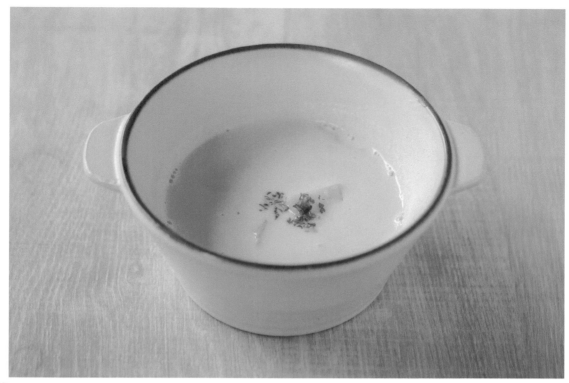

じゃがいもの豆乳スープ

15分

【材料】（1人分）
じゃがいも ································ 80g
スキムミルク ····················· 15g
水 ····································· 100cc
コンソメスープの素 ·············· 3g
塩・こしょう ······················· 少々
パセリ ································· 少々

【下ごしらえ】
①パセリはみじん切りにして，水にさらしてキッチンペーパーで水気をとる。

【作り方】
①じゃがいもは皮をむいてひと口大に切り，水にさらしてアクをとり，やわらかくゆでる。
②鍋に水を入れて火にかける。沸騰したら火を止め，スキムミルクをダマにならないように少しずつ加え，泡立て器でよく混ぜる。
③スキムミルクが溶けたら，じゃがいも，コンソメスープの素を入れて弱火で煮込む。
④火を止め，塩・こしょうで味をととのえて器に盛り，パセリを添える。

 Cooking Point

じゃがいもの冷製スープは，ミキサーにかけてとろみを出したスープですが，今回はさらさらのホットスープです。ミキサーにかける場合は，少し冷ましてからミキシングするのがコツです。

● **症状に合わせてアレンジ！**

炒めたたまねぎやゆでたブロッコリーを加えるとよりうま味がアップします。

エネルギー ······ 78kcal
たんぱく質 ········ 2.0g
脂　質 ··········· 0.8g
食物繊維 ·········· 1.2g

活動期

パセリは控えましょう。

狭窄

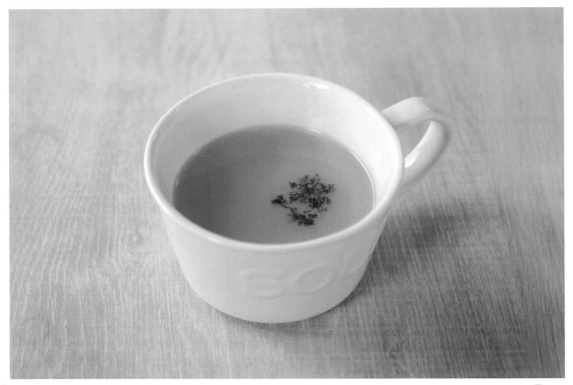

にんじんのスープ

12分

【材料】（1人分）

にんじん	40 g
コンソメスープの素	3 g
水	300 cc
塩	少々
パセリ	少々

【下ごしらえ】

①パセリはみじん切りにして，水にさらしてキッチンペーパーで水気をとる。

【作り方】

①小鍋に水と乱切りにしたにんじんを入れてやわらかくゆでる。

②①にコンソメスープの素を加え，スープの量が 200 cc くらいになるまで煮込む。

③にんじんがやわらかくなったら，塩で味をととのえる。

④スープが少し冷めたら，ミキサーでなめらかになるまでミキシングし，器に盛り，①のパセリを添える。

 Cooking Point 豆乳やスキムミルク，炒めたたまねぎなどを加えるとコクがでます。

● 症状に合わせてアレンジ！

コンソメスープの素の代わりに鶏ガラや和風だし，みそスープを使っていろいろな味を楽しんでみましょう。

活動期
パセリは控えましょう。

狭窄

エネルギー	22 kcal
たんぱく質	0.6 g
脂　質	0.2 g
食物繊維	1.0 g

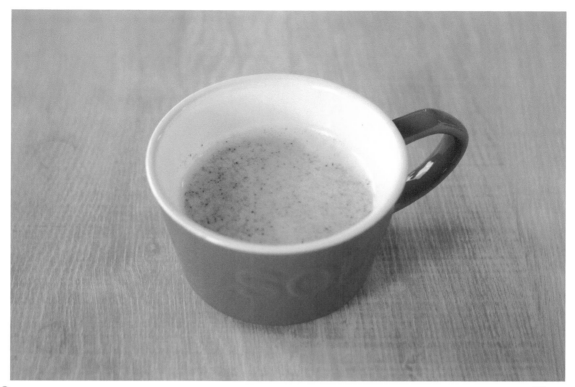

ブロッコリーのスープ

 15分

【材料】（1人分）
ブロッコリー（花房）………………………… 50 g
豆乳……………………………………………… 50 cc
スキムミルク ………………………………… 10 g
水 ……………………………………………… 100 cc
コンソメスープの素 …………………………… 3 g

【下ごしらえ】
①ブロッコリーは茎をとり除き，花房を小分けにして青茹で（p.79）する。

【作り方】
①小鍋に水 100 cc を入れて火にかける。沸騰したら火を止めてスキムミルクを入れてよく溶かす。
②①のスキムミルクが溶けたら，豆乳，コンソメスープの素を加えて火にかける。
③②の粗熱をとってからミキサーに入れる。ここにゆでたブロッコリーを加えてミキシングする。
④食べる前に温め，器に盛る。

 Cooking Point ブロッコリーのきれいな緑を残してスープにするのがポイントです。ゆでてからざるにとり，すぐに流水で冷やすことで鮮やかな色が残ります。

● 症状に合わせてアレンジ！

ブロッコリーの代わりにカリフラワーを使ってもおいしくできます。

活動期 寛解期と同様に調理できます。

狭窄 ブロッコリーの量を加減しましょう。また，お腹の調子をみて減量しましょう。

エネルギー ……59 kcal
たんぱく質 ……… 4.3 g
脂　　質 ……… 2.2 g
食物繊維 ………… 2.4 g

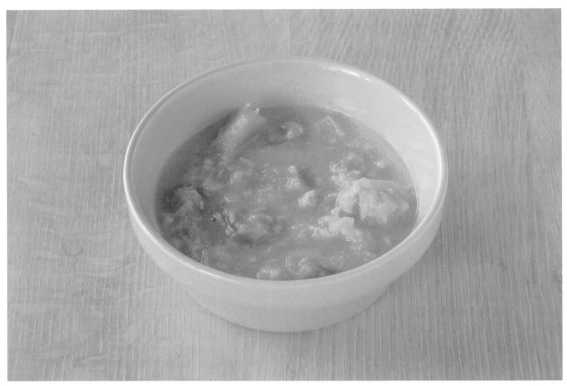

かぼちゃのスープ

20分

【材料】（1人分）

かぼちゃ ……………………………… 50 g
たまねぎ ……………………………… 20 g
ツナ（水煮缶） ……………………… 20 g
スキムミルク ………………………… 10 g
鶏がらスープの素 ………………… 小さじ 1/2
ローリエ ……………………………… 2 枚
塩・こしょう ………………………… 少々
水 ……………………………………… 200 cc

【下ごしらえ】

① かぼちゃは皮をむき，食べやすい大きさに切る。たまねぎは繊維を切るように薄くスライスする。ツナは水切りをしてしぼる。

【作り方】

① 鍋に水と鶏がらスープの素，たまねぎ，ローリエを入れて火にかける。たまねぎがやわらかくなったら火を止め，スキムミルク，ツナ，かぼちゃを加えてさらに煮込む。

② かぼちゃがやわらかくなったら塩・こしょうで味をととのえる。

③ ローリエは食べられないので，器に盛りつけるときにとり除いて盛る。

 Cooking Point　スキムミルクが溶けにくい場合は，少しの水で溶いてから加えましょう。

● 症状に合わせてアレンジ！

スキムミルクの代わりに豆乳でもおいしくできます。

活動期　具材をすべてミキサーにかけて細かくしましょう。

狭窄　活動期と同様に調理します。

エネルギー ……53 kcal
たんぱく質 ……… 4.7 g
脂　質 ………… 0.2 g
食物繊維 ………… 1.7 g

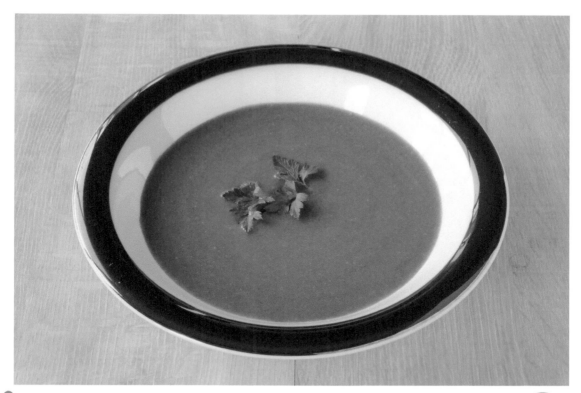

ほうれん草のポタージュ

20分

【材料】（1 人分）
ほうれんそう ……………………………… 50 g
たまねぎ ……………………………………… 30 g
じゃがいも ………………………………… 30g
オリーブ油 ………………………………… 小さじ 1
水 ……………………………………………… 150 cc
コンソメスープの素……………………… 小さじ 1/2
クミン（粉）………………………………… 少々
豆乳 ………………………………………… 30 cc
塩・こしょう ……………………………… 少々
チャービル ………………………………… 1 枝

【下ごしらえ】
① ほうれんそうはさっとゆでてから，流水で冷やして色止めしておく。水気を切り，ざく切りにする。
② たまねぎとじゃがいもは薄切りにする。じゃがいもは水にさらしておく。

【作り方】
① 鍋にオリーブ油をひき，たまねぎを炒めて，しんなりしたらじゃがいもを入れる。
② じゃがいもに火が通ったら，ほうれんそう，水，コンソメスープの素，クミンを入れ，やわらかくなるまでゆでる。
③ ②の粗熱をとり，ミキサーにかけて，鍋に戻し，豆乳を加えて温める。
④ 器に盛り，チャービルを飾る。

 Cooking Point　ミキサーよりもブレンダーを使うときめ細かなポタージュになります。

● 症状に合わせてアレンジ！

クミンやチャービルではなくても，好きなスパイスを入れて香りを楽しみましょう。

エネルギー … 107 kcal
たんぱく質 ……… 3.1 g
脂　　質 ………… 5.9 g
食物繊維 ………… 2.3 g

| 活動期 | ほうれんそうは葉先のみを使い，オリーブ油は控えましょう。豆乳はスキムミルクに変えて少量から試しましょう。 |

| 狭窄 | ほうれんそうは葉先のみを使いましょう。活動期と同様に調理しますが，チャービルは控えましょう。 |

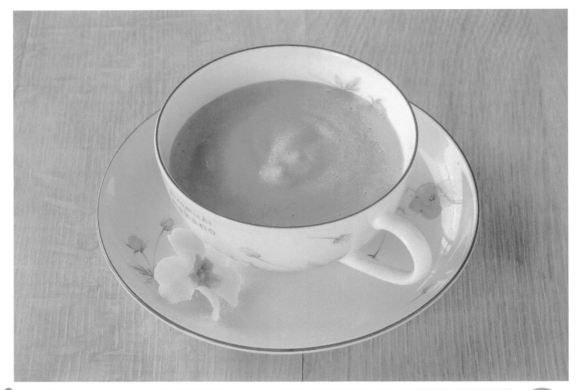

トマトとにんじんのポタージュ

20分

【材料】（1人分）
トマト………………………………… 60g
にんじん……………………………… 50g
たまねぎ……………………………… 20g
オリーブ油……………………… 小さじ1
鶏がらスープの素……………… 小さじ1
ごはん………………………………… 20g
水……………………………………… 150cc
スキムミルク………………………… 20g
エディブルフラワー………………… 1つ

【下ごしらえ】
① トマトは芯をとり適当な大きさに切る。にんじんとたまねぎは薄切りにする。

【作り方】
① 鍋にオリーブ油をひき，にんじんとたまねぎを炒める。しんなりしてきたら，トマトと鶏がらスープの素，ごはん，水を入れて弱火で煮込む。
② 粗熱をとり，ミキサーでなめらかにする。鍋に戻し，スキムミルクを加えてさらに煮込む。
③ 器に入れ，エディブルフラワーを添える。

 Cooking Point スキムミルクが溶けにくい場合があるので，煮込む前にトマトといっしょにミキシングしておきましょう。

症状に合わせてアレンジ！

スキムミルクの代わりに豆乳，鶏ガラスープの素の代わりにコンソメスープの素にすると違う味も楽しめます。

活動期 トマトは皮と種をとり除き，オリーブ油は控え，すべて煮込みましょう。

狭窄 トマトは皮と種をとり除き，寛解期と同様に調理します。

エネルギー … 129kcal
たんぱく質 ……… 2.6g
脂　質 ………… 5.3g
食物繊維 ………… 2.2g

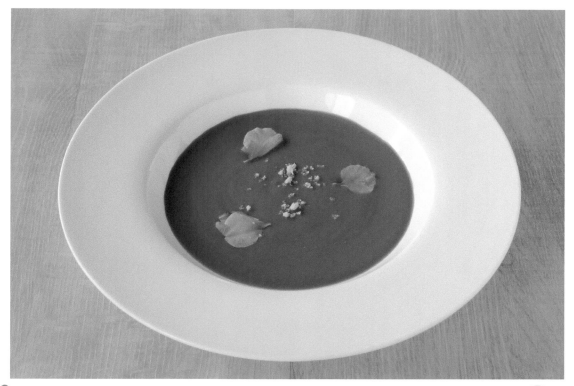

紫キャベツのポタージュ

25分

【材料】（1人分）

紫キャベツ ……………………………… 75g
たまねぎ ………………………………… 15g
じゃがいも ……………………………… 15g
オリーブ油 ……………………………… 小さじ1
水 …………………………… 200cc（1カップ）
コンソメスープの素 ……………………… 小さじ1/2
豆乳 ……………………………………… 20g
塩・こしょう ……………………………… 少々
クラッカー ……………………………… 少々
エディブルフラワー ……………………… 花びら3枚

【下ごしらえ】

① 紫キャベツはざく切り，たまねぎとじゃがいもは薄切りにする。じゃがいもはアク抜きのため水に入れておく。

【作り方】

① 鍋にオリーブ油をひき，たまねぎを炒め，しんなりしたらじゃがいもと紫キャベツを入れて炒める。

② ①の野菜に火が通ったら，水とコンソメスープの素を入れ，やわらかくなるまで煮込む。

③ ②の粗熱をとり，ミキサーにかける。

④ ③を鍋に戻し，豆乳を加えて煮込み，塩・こしょうで味をととのえる。

⑤ 器に盛り，砕いたクラッカーとエディブルフラワーを飾る。

Cooking Point 鮮やかな紫色にしたい場合は煮込みすぎないように注意し，ブレンダーを使うとよいでしょう。

● 症状に合わせてアレンジ！

普通のキャベツを使ってもかまいません。オフホワイト色のポタージュになります。

活動期 紫キャベツはやわらかい葉先を使用し，オリーブ油は控え，豆乳はスキムミルクに変えましょう。クラッカーとエディブルフラワーは控えましょう。量が多いので，少量から様子をみて，多くても半分量までにしておきましょう。

狭窄 エディブルフラワーは控えましょう。少量ずつ試しながら食べましょう。

エネルギー ……98kcal
たんぱく質 ……… 2.3g
脂　　質 ……… 6.1g
食物繊維 ………… 1.8g

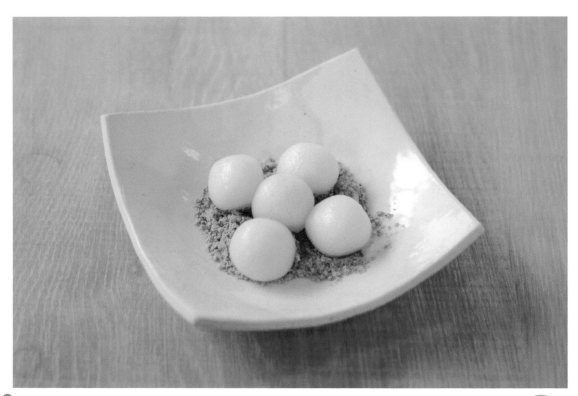

あつあつ白玉団子

12分

【材料】（1 人分）

白玉粉…………………………………… 25 g
水………………………………… 25 ～ 30 cc
きな粉……………………………………… 5 g
きび砂糖…………………………………… 5 g

【作り方】

① ボウルに白玉粉と水を少しずつ入れて混ぜ合わせる。耳たぶほどのやわらかさになったら団子状に丸める。
② 鍋にたっぷりの湯を沸かして①の団子を入れる。
③ 団子が浮いてきたら 1 ～ 2 分さらに煮る。
④ 煮えたら器に盛り，きなこときび砂糖をかける。

 白玉粉に水を少しずつ加えながら生地を混ぜていくのがコツです。水が多くなると団子にできません。入れすぎたときは白玉粉を足して調節しましょう。

 白玉粉は米の粉でつくっているので，脂質も少なく安心な食材です。冷やして食べる場合は，ゆであがりを流水で冷やします。

● 症状に合わせてアレンジ！

季節の果物やフルーツ缶詰（白桃（写真右））を添えてもおいしいです。

エネルギー … 134 kcal
たんぱく質 ……… 3.4 g
脂　　質 ………… 1.5 g
食物繊維 ………… 1.0 g

活動期
狭窄

きなこを控え，みたらし団子の甘辛だれで食べましょう。
◆甘辛だれ　しょうゆ（大さじ 1/2），酒（大さじ 1/2），きび糖（大さじ 1），水（大さじ 1），片栗粉またはくず粉（小さじ 1）を混ぜ合わせて鍋に入れ，かき混ぜながら沸騰させる。フツフツとなってとろみがつき，透明になったらできあがり。バニラアイスやヨーグルト，豆腐にかけてもおいしいです。

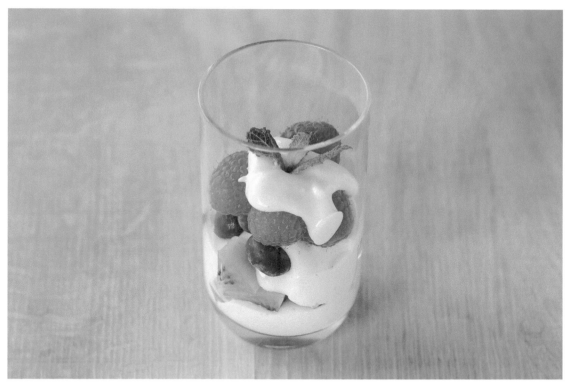

ベリーのソイソースかけ

【材料】（1人分）

ブルーベリー（生）·······················7粒
ラズベリー（冷凍）·····················3粒
キウイフルーツ···························1/2個
ミントの葉································1枚

◆ソイソース

　木綿豆腐·······························75g
　ヨーグルト（プレーン・無糖）·······30g
　きび糖································小さじ2

【下ごしらえ】

①キウイフルーツは皮をむいて食べやすい大きさに切る。ラズベリーは自然解凍，ブルーベリーは洗っておく。

【作り方】

①ソイソースは，材料をすべてミキサーに入れてなめらかする。
②①の果物をガラスの器に盛りつけ，①のソイソースをかけ，ミントの葉を飾る。

Cooking Point 彩りを考えて盛りつけると，おいしさもアップします。

● 症状に合わせてアレンジ！

旬の果物や好きな果物を使ってみましょう。

活動期 果物は自分に合うもので，加熱できる材料を選びましょう。りんごなどはコンポートにしてソイソースをかけて食べるとよいでしょう。ベリー類はジャムにして，ソイソースと合わせてもおいしくいただけます。

狭窄 種や皮は除いてミキシングします。フルーツ缶詰の果物はそのまま利用できるものもあるので，自分に合ったものを使いましょう。

エネルギー ···123 kcal
たんぱく質 ·········6.7 g
脂　　質 ···········3.5 g
食物繊維 ···········2.1 g

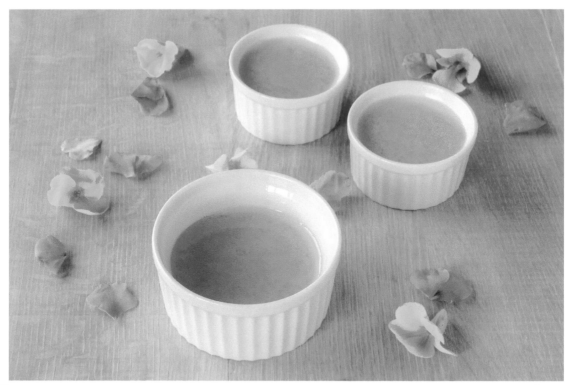

豆乳ゼリーのゆずソースかけ

【材料】（1 人分（1 個分））

豆乳 …………………………………… 100 cc
きび砂糖 …………………………………… 10 g
しょうがの絞り汁 ………………………… 小さじ 2
水 …………………………………… 50 cc
クイック粉ゼラチン ……………………… 2 g

◆ゆずソース

　ゆずの搾り汁 ………………………… 小さじ 2
　ゆずの皮 …………………………………少々
　きび砂糖 ………………………………… 小さじ 1
　水 ………………………………………… 小さじ 1
　片栗粉 …………………………………… 小さじ 1

【下ごしらえ】

◆ゆずソース　　小鍋にゆずの搾り汁，すったゆず皮，きび砂糖，水，片栗
　粉を入れて，火にかける。とろみがついたら冷蔵庫で冷やしておく。

【作り方】

① 鍋に豆乳ときび砂糖，しょうがの搾り汁，水を入れて火にかける。
② 沸騰寸前で火を止め，クイック粉ゼラチンを入れてよく混ぜる。
③ 流水で鍋底を冷やして粗熱をとり，容器にとり分けて冷蔵庫で 3 ～ 4 時
　間ほど冷やす。
④ ③の豆乳ゼリーが固まったら，ゆずソースをかける。

● 症状に合わせてアレンジ！

ゆずソースの代わりに好きなジャムやソースをかけてみましょう。

活動期　　豆乳の代わりにスキムミルクを使いましょう。柑橘系のソースは腸管を
刺激する場合があるので，ベリー系やりんごなどのジャムを伸ばして使
いましょう。

狭窄　　ゆずの皮は控え，寛解期と同様に調理します。

エネルギー … 129 kcal
たんぱく質 ……… 5.5 g
脂　　質 ………… 2.0 g
食物繊維 ………… 0.3 g

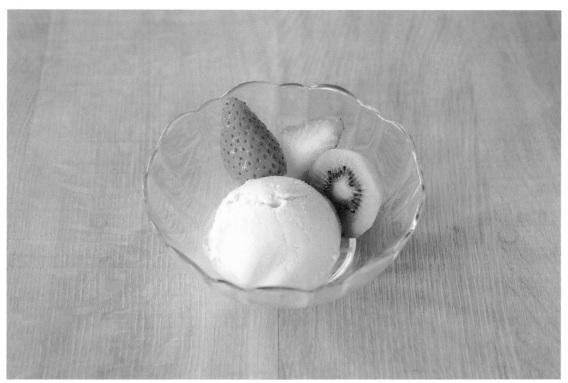

フルーツヨーグルトのアイス

 5分

【材料】（1個分）
ヨーグルト（プレーン・低脂肪）………50 g
キウイフルーツ………………………… 12 g
いちご……………………………………… 1 個
白桃（缶）………………………………… 15 g

【作り方】
① ヨーグルトと白桃をミキサーに入れてミキシングする（ミキサーがなければブレンダーでもよい）。
② ①をバットにうすく流して冷凍庫で 3 〜 4 時間ほど固める。
③ アイスクリームディッシャー（なければスプーン）で丸めて器に盛り、キウイフルーツといちごを添える。

 日本でも人気が高まっているギリシャヨーグルトは，他のヨーグルトと比べてたんぱく質が多く含まれるのが特徴です。たんぱく質が不足しがちな方は率先して使ってみてはいかがでしょうか。

● 症状に合わせてアレンジ！

旬の果物を使って季節を楽しみましょう。

活動期 冷たいので少量ずつ様子をみながら食べましょう。添えの果物は白桃の缶詰を使うとよいでしょう。

狭窄 果物の種が気になるので，種のない果物や白桃の缶詰をミキシングしてアイスにかけるとよいでしょう。

エネルギー ……47 kcal
たんぱく質 ………2.2 g
脂　　質 …………0.5 g
食物繊維 …………0.7 g

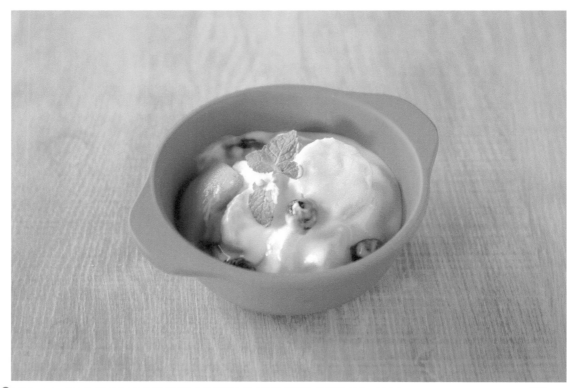

フルーツヨーグルト

 10分

【材料】（1人分）
バナナ ·· 1/2本
マンゴー（缶）······································· 30g
ブルーベリー（冷凍）······························· 20g
ヨーグルト（加糖・低脂肪）······················· 80g
ミント（葉）·· 2枚

【作り方】
①マンゴーは食べやすい大きさに切る。バナナは輪切り，ブルーベリーは自然解凍しておく。
②ボウルにヨーグルト，①の果物を入れて軽く混ぜる。
③器に盛りつけ，ミントの葉を添える。

Cooking Point バナナは切った後，ヨーグルトや缶詰のシロップをかけておくと酸化を防ぎ，色止めができます。

豆ちしき フルーツの缶詰は殺菌されているので安心して使用できます。生の果物の場合は新鮮なものを選びましょう。

● 症状に合わせてアレンジ！

旬の果物などを使って酸味や甘味を楽しみましょう。

 活動期 バナナ，マンゴー，ブルーベリー，ミントの葉は控え，りんごやももの缶詰などの加熱した果物を利用してヨーグルトがけにします。乳糖不耐症の場合はヨーグルトも控えましょう。

 狭窄 果物で種や皮のあるものやミントは控えましょう。果物をヨーグルトといっしょにミキシングして食べるとよいでしょう。

エネルギー ··· 123kcal
たんぱく質 ········ 3.7g
脂　質 ·········· 0.9g
食物繊維 ········· 1.5g

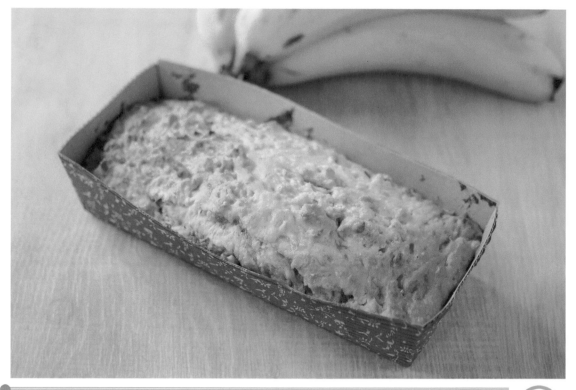

バナナケーキ

50分

【材料】（パウンドケーキ型1本分）

バナナ	2本
卵	1個
豆乳	40 cc
小麦粉	100 g
ベーキングパウダー	6 g
きび砂糖	大さじ1

【作り方】

① 耐熱皿にバナナを1本半入れ，電子レンジ（500W）で2分ほど加熱する。残りのバナナは刻む。

② ボウルに①の加熱してやわらかくなったバナナを入れ，泡立て器でつぶし，豆乳，卵の順に加えて混ぜる。

③ ②に小麦粉，ベーキングパウダー，刻んだバナナを加え，ゴムべらでざっくり混ぜる。

④ ③をパウンドケーキの型に入れ，アルミホイルで蓋をする。

⑤ 180℃に温めておいたオーブンで30〜40分焼く。焼きあがったら好みの大きさに切って，器に盛る（写真右）。

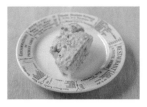

豆ちしき バターや油を使用しないので，脂質の少ないケーキになっています。焼きすぎるとパサパサになるので気をつけましょう。しっとり感がほしい場合はオリーブ油を少し加えましょう。

● 症状に合わせてアレンジ！

小麦粉の代わりに米粉を使ってもいいです。きび砂糖の量で甘さを調整しましょう。

活動期 豆乳の代わりにスキムミルクを使います。乳糖不耐症の場合は水でも代用できます。1/4本分くらいを1回分の間食にするとよいでしょう。

狭窄 少しずつよく噛んで食べましょう。

◆ 1/4本分
エネルギー … 166 kcal
たんぱく質 ……… 4.4 g
脂　　質 ……… 2.1 g
食物繊維 ……… 1.2 g

バナナジュース

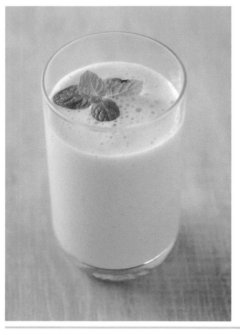

【材料】（1人分）
バナナ ……………………………………………………… 1本
豆乳 ……………………………………………………… 150cc
ミント（葉） ……………………………………………… 1枚

【作り方】
①ミキサーに適当な大きさに切ったバナナと豆乳を入れミキシングする。
②グラスに注いで，ミントの葉を飾る。

Cooking Point　ジュースに使う果物や野菜を薄くまたは細かく切って
冷凍して使うとスムージになります。

● 症状に合わせてアレンジ！

他の果物や青汁を加えてもおいしいです。

活動期　豆乳の代わりにスキムミルクを使いましょう。
乳糖不耐症の場合は控えましょう。ゆっくり噛
むように飲み，ミントは香りを楽しむだけにし
ましょう。

狭窄　ミントの葉は控え，ゆっくり飲みましょう。

エネルギー…173kcal　たんぱく質…5.8g　脂質…5.6g　食物繊維…1.4g

小松菜とりんごのジュース

【材料】（4人分）
こまつな（ゆでたもの） …………………… 40g
りんご ……… 1個（皮と芯を除いて275g）
水（湯冷まし） …………………………… 100cc
いちご …………………………………………… 6個

【作り方】
①こまつなは熱湯で1分ゆで，流水で冷やして軽くしぼる。
②りんごは皮をむいて一口大に切り，2/3量（185g）を湯冷まし
　100ccと①のこまつなとともにブレンダーにかけ，グラスに注ぐ。
③いちごとりんご1/3量（90g）もブレンダーにかけ，②のグラスに
　ゆっくり注ぎ2層にする。

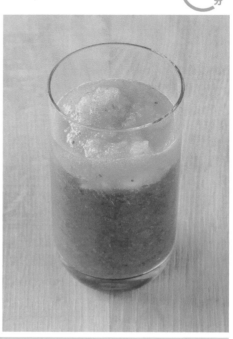

● 症状に合わせてアレンジ！

いちごの代わりにパインアップル（量に注意）やももの缶詰を
使ってもおいしいです。

活動期　こまつなは葉先だけを使い，いちごは使わずブ
レンダーにかけましょう。

狭窄　活動期と同様に調理します。

エネルギー…185kcal　たんぱく質…1.5g　脂質…0.7g　食物繊維…5.7g

みそだれ

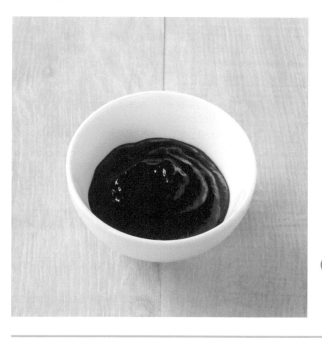

【材料】（3〜4人分）

みそ……………………………… 大さじ 3
きび砂糖…………………… 大さじ 1 と 1/2
酒………………………………… 大さじ 1
みりん…………………………… 大さじ 1
水………………………………… 大さじ 4
しょうが汁………………………………少々

【作り方】
①小鍋に材料をすべて入れ，火にかける。
②沸騰したら弱火にし，とろっとしたら火を止める。
③好みでしょうが汁を最後に加える。

★ 「豚肉のしゃぶしゃぶ（p.87）」「焼き春巻き（p.89）」
　「野菜入り湯豆腐（p.91）」で使用。

● 症状に合わせてアレンジ！

活動期　豆の皮が残っている味噌（自家製の豆味噌）
狭窄　　の使用は控えましょう。

エネルギー…224 kcal　たんぱく質…5.0 g　脂質…1.5 g　食物繊維…2.9 g

タルタルソース

【材料】

卵…………………………………… 1 個
マヨネーズ（ライト）…………… 小さじ 2
ヨーグルト………………………… 小さじ 2
塩・こしょう………………………… 少々
らっきょう………………………… 1 個

【作り方】
①鍋に卵を入れ，卵にかぶるくらいの水を入れ，沸騰し
　たら 7〜8 分ほどゆで，水につける。冷めたら殻をむ
　き，白身をみじん切りにする。
②ボウルに①と黄身，マヨネーズ，ヨーグルトを入れ，
　黄身を軽くつぶしながら混ぜ，塩・こしょうで味をと
　とのえる。好みでらっきょうを刻んで加える。

★ 「焼き春巻き（p.89）」で使用。

● 症状に合わせてアレンジ！

活動期　このレシピは利用できません。

狭窄　　らっきょうは控えましょう。

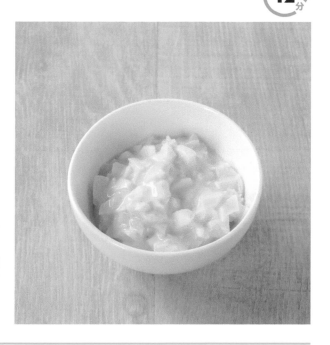

エネルギー…131 kcal　たんぱく質…7.0 g　脂質…8.1 g　食物繊維…0.7 g

フルーツソース

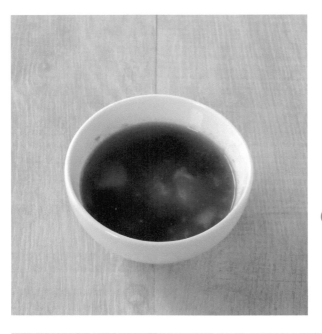

【材料】
ブルーベリージャム（市販）…………… 20 g
ブルーベリー（冷凍）…………………… 20 g
水……………………………………… 100 cc

【作り方】
① ブルーベリージャム，冷凍ブルーベリー，水を小鍋に入れ，火にかける。
② 混ぜながら加熱し，とろみがついたら火を止める。

★ 「フレンチトースト（p.106）」で使用。

症状に合わせてアレンジ！

好きな果物（40 g）でつくってみましょう。

活動期 　柑橘系の果物や，皮や種の残るフルーツは控えましょう。

狭窄 　果物のつぶや皮，種の残らないものを使いましょう。

エネルギー…20 kcal　たんぱく質…0.2 g　脂質…0 g　食物繊維…1.3 g

地中海ドレッシング

【材料】
オリーブ油……………………………… 大さじ 2
果実酢…………………………………… 大さじ 2
ゆず果汁………………………………… 小さじ 2
きび砂糖………………………………… 小さじ 2
塩………………………………………… 小さじ 1/2
こしょう………………………………… 少々

【作り方】
① ボウルにすべての材料を入れ，泡立て器でよく混ぜる。
② 好みでしょうゆを加える。

※写真の果実酢はリンゴ酢になります。

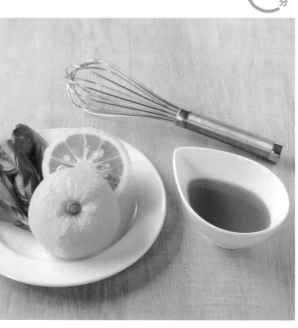

症状に合わせてアレンジ！

果汁と果実酢の種類を代えて好みのドレッシングをつくってみましょう。

活動期 　このレシピは利用できません。

狭窄 　このレシピどおりに利用できます。

エネルギー…291 kcal　たんぱく質…0.1 g　脂質…28 g　食物繊維…0 g

レシピの活用方法

　ここでは，これまでに紹介したレシピを組み合わせた1日の献立例とそのポイントを紹介します。IBD患者さんの病気の状態により食事内容が異なりますので，ここでは病期（寛解期/活動期）や手術後・退院直後の1日の献立を紹介します。

　この献立例は必要カロリーが1,800 kcal程度の患者さんを想定しています。ご自身の体型や病状に合わせて適宜調整しましょう。

① 活動期の1日の献立例

　IBDの活動期では，**高たんぱく質，低脂質，低食物繊維食・低残渣食**が推奨されています。また，辛いものなどの刺激物も避けることが重要になります。食欲がなく食事が十分とれないときは，経腸栄養剤（半消化態栄養剤・成分栄養剤）から栄養をとりましょう。

> エネルギー 1,675 kcal　たんぱく質 76.2 g　脂質 35.5 g　食物繊維 9.0 g

※おかゆ300gの場合

朝食

ごはん	おかゆ（全粥），鯛味噌

※鯛味噌は鯛のそぼろと砂糖を加えた甘口の調理みそ。ごはんや豆腐などにかけても

おかず	温泉卵
スープ	味噌スープ (p.109)
デザート	ヨーグルト
飲み物	小松菜とりんごのジュース (p.124)

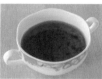
味噌スープ

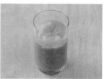
小松菜とりんごのジュース

昼食

ごはん	さけとにんじんのリゾット風 (p.99) ※ライムを除く
おかず	長芋の豆腐パンケーキ (p.93)
スープ	サフランスープ (p.110)

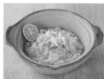
さけとにんじんのリゾット風

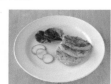
長芋の豆腐パンケーキ

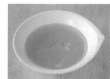
サフランスープ

間食

飲み物	バナナジュース (p.124)

※薄く切って冷凍したバナナを使うとバナナスムージーに

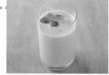
バナナジュース

夕食

ごはん	伊勢うどん (p.108)

※卵とかまぼこ，ねぎを除く

おかず	玉子豆腐（具なし茶わん蒸し）
おかず スープ	いわしの団子スープ (p.78)

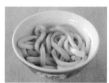
伊勢うどん

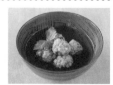
いわしの団子スープ

② 寛解期の1日の献立例

　IBDの寛解期では，活動期と異なり過度な食事制限は必要ありません。しかし，病気の再燃の予防や栄養状態を良好に保つために，**栄養バランスのよい食事**が大切です。狭窄がなければ，食物繊維を制限する必要もありませんので，**積極的に野菜や果物をとる**ようにしましょう。クローン病患者さんで経腸栄養剤を摂取している場合は，一食分を経腸栄養剤に置き換えたり，食間に経腸栄養剤を摂取するようにしましょう。

エネルギー 1,859 kcal　たんぱく質 67.9 g　脂質 40.6 g　食物繊維 22 g

※ごはん180gの場合

朝食

ごはん	ごはん
汁物	みそ汁（豆腐，花麩，ねぎ）
おかず	なすの浅漬け
飲み物	小松菜とりんごのジュース（p.124）

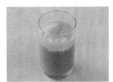

小松菜とりんごの
ジュース

昼食

| ごはん | ほうれん草とツナのパスタ（p.105） |
| スープ | 紫キャベツのポタージュ（p.117） |

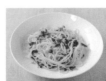

紫キャベツの
ポタージュ

ほうれん草とツナの
パスタ

間食

| デザート | フルーツヨーグルトのアイス（p.121） |

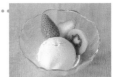

フルーツヨーグルトの
アイス

夕食

ごはん	鶏むね肉のチャーハン（p.102）
おかず	かぼちゃのニョッキ（p.94）
スープ	トマトとにんじんのポタージュ（p.116）

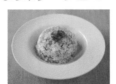
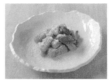
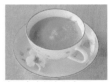

鶏むね肉のチャーハン　　かぼちゃのニョッキ　　トマトとにんじんの
ポタージュ

③ 退院直後の1日の献立例

　IBD患者さんのなかには入院を経験した方が多くいると思います。入院中はきちんと管理された食事が提供されますが，退院した後すぐにどのような食事を食べてよいのかわからない患者さんも多いと思います。入院治療により病状が治まった後は**しっかり野菜や果物，魚などをとる**ことが大切ですが焦りは禁物です。おなかの症状と相談しながら**少しずつ食事量を増やしていきましょう。**

> エネルギー 1,724 kcal　たんぱく質 77 g　脂質 28.2 g　食物繊維 11.6 g

※ごはん180gの場合

朝食

ごはん	ごはん
おかず	大根と油揚げの煮物
汁物	みそ汁（豆腐，花麩，ねぎ）
おかず	きゅうりの浅漬け

昼食

ごはん	ごはん
おかず	いわしの煮つけ（p.77）
おかず	なすの鶏ささみあんかけ（p.85）
スープ	かぼちゃのスープ（p.114）

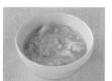

かぼちゃのスープ

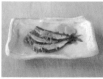

いわしの煮つけ

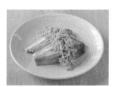

なすの鶏ささみ
あんかけ

間食

| デザート | あつあつ白玉団子（p.118） |

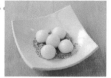

あつあつ白玉団子

夕食

ごはん	さばとトマトのリゾット（p.98）
スープ	紫キャベツのポタージュ（p.117）
デザート	ぶどうゼリー　150 g

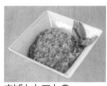

さばとトマトの
リゾット

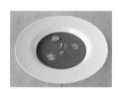

紫キャベツの
ポタージュ

④ ストーマ造設後の1日の献立例

　IBDでは，大腸全摘手術の後に，一時的あるいは永久に人工肛門を造設する場合があります。ストーマ造設後は，フードブロッケージや脱水に気をつけて，ガスの産生や排泄物のにおいがかわる食品に注意が必要です。食事は，とうもろこしやセロリなどの**食物繊維の多い食品や，種実類のような残渣の多い食品を控える**ことがポイントです。**野菜は煮たり火を通してやわらかく調理し，ゆっくりよく噛んで食べ，一度にたくさん食べ過ぎないようにする**ことも大切です。

> エネルギー 1,821 kcal　たんぱく質 71.3 g　脂質 45.1 g　食物繊維 8.1 g

※ごはん150gの場合

朝食
ごはん	ごはん
おかず	卵のクレープ風 (p.88)
スープ	味噌スープ (p.109)
デザート	ヨーグルト

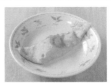
卵のクレープ風

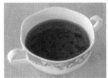
味噌スープ

昼食
ごはん	ごはん
おかず	たらと野菜のお鍋 (p.80)
	※こんぶはだしと香りづけのみに利用
おかず	空也蒸しだしあん (p.90)

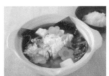
たらと野菜のお鍋

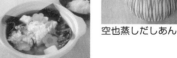
空也蒸しだしあん

間食
デザート	フルーツヨーグルトのアイス (p.121)

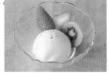
フルーツヨーグルトの
アイス

夕食
ごはん	いわしの蒲焼丼 (p.97)
おかず	なすとピーマンとツナの味噌炒め (p.82)
スープ	じゃがいもの豆乳スープ (p.111)
飲み物	乳酸菌飲料

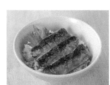
いわしの蒲焼丼

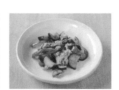
なすとピーマンと
ツナの味噌炒め

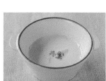
じゃがいもの
豆乳スープ

5 クローン病で狭窄がある患者さんの1日の献立例

　クローン病では，腸が狭くなる狭窄を合併することがあります。狭窄がある場合は，安全性を保つために**低食物繊維食・低残渣食**が推奨されています。また食物繊維をとるためにはなるべく**水溶性の食物繊維が豊富に含まれる野菜**を選びましょう。

エネルギー 1,755 kcal　たんぱく質 72.7 g　脂質 32 g　食物繊維 8.7 g

※ごはん 180 g の場合

朝食

ごはん	ごはん
おかず	卵のクレープ風 (p.88)
おかず	**かぼちゃの煮物**
スープ	味噌スープ (p.109)

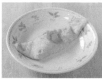
卵のクレープ風

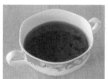
味噌スープ

昼食

| ごはん | さけとほうれん草のドリア (p.100) |
| 飲み物 | バナナジュース (p.124) |

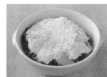
さけとほうれん草の
ドリア

バナナジュース

間食

| デザート | 豆乳ゼリーのゆずソースかけ (p.120) |

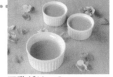
豆乳ゼリーの
ゆずソースかけ

夕食

ごはん	まぐろの漬け丼 (p.101)
	※まぐろを 30 g に変更
おかず	長芋の味噌お焼き風 (p.95)
汁物	**すまし汁** (麩)

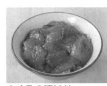
まぐろの漬け丼

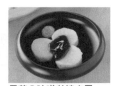
長芋の味噌お焼き風

　IBD では，消化管に負担を少なくするために脂質や食物繊維を制限する場合があります。このような食事制限を行っているときは，食べたいと思ったものを食べることができずにストレスがたまってしまいます。しかし，調理の工夫次第でいろいろなものを食べることができます。また調理グッズを上手に使えば，手間をかけずにおいしい食事を楽しむこともできます。ここでは IBD 患者さんにおススメの便利な調理グッズを紹介します。

コーティング加工されたフライパン

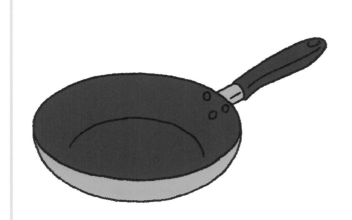

　フッ素樹脂やセラミックで加工されたフライパンは，油を使わず調理しても焦げつきにくいのが特徴です。油を使わないため，活動期で脂質を制限したいときに有用です。また，汚れが比較的落ちやすく，後片づけが簡単です。ただし長期間使うと加工がはがれてしまうので，焦げつくようになったら買い換えましょう。特にフライパンが熱いまま洗ってしまうと加工がはがれやすくなるので注意しましょう。

シリコンスチーマー

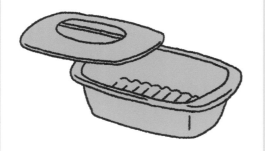

　電子レンジを用いて加熱調理を行うことができるシリコン製の容器で，蒸し料理や煮物，パスタなどさまざまな料理に使用できます。調理時間が短く，手軽にできることが特徴です。食材の味をそのまま味わうことができるので，旬の野菜や魚などを使うのがおススメです。

スチームオーブンレンジ

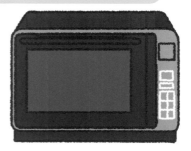

　加熱した水蒸気で調理することができるオーブンレンジは，外はふんわり中はしっとりとした加熱ができるのが特徴です。オーブン料理，グリル料理に加えて蒸し料理なども可能です。工夫次第で，唐揚げやコロッケなどもつくることができます。

ホットプレート

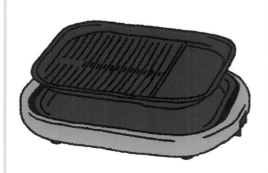

　ホットプレートのなかでも穴あき型や波形のプレートのものがおすすめです。余計な油を落として焼くことができるため，脂質を抑えることができます。

ノンフライヤー

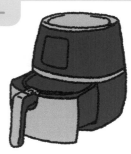

　熱風を循環させ，食材中の水分と油で揚げ物を調理する器具で，油を使わずに揚げものが楽しめます。脂質の量は気になるけれど揚げ物を食べたいという方はノンフライヤーを使うことにより食の楽しみが広がります。惣菜を温めなおす場合にも余計な油を落としてくれるのでおススメです。

ハンドブレンダー

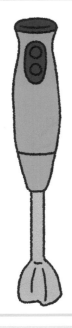

　棒状で先端についた刃を回転させることで食材を細かく刻んだり，混ぜたり，ペースト状などにすることもできる調理器具です。さまざまな容器で直接調理できることに加え，刃をとり外して洗いやすいのもとても便利です。野菜や果物を簡単に細かく刻むことで消化管の負担を低くすることができ，活動期や狭窄がある場合におススメです。

保温弁当箱

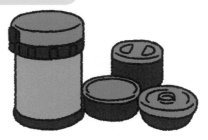

　保温機能のついた弁当箱は，いつも温かい弁当を楽しむことができ，お弁当をつくる機会の多い IBD 患者さんにおススメです。いろいろなタイプの弁当箱が販売されており，丼ぶりタイプやスープジャーもついているタイプなどがあるため，自分の好みに合わせて選ぶことができます。

　脂質制限をしなければならないとき，揚げ物や肉を使った料理などはなかなかできず，食事の楽しみが減ってしまうことが多いと思います。しかし，上記のグッズを上手に使うことで，活動期でも揚げ物などを食べることができます。また IBD 患者さんだけではなく，家族もいっしょにヘルシーな食事を楽しむことができるので，是非試してみてください。

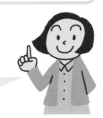

活動期 消化管への負担が少ない食品中心　寛解期 消化管への負担が大き

		消化管への負担が少ない 😊	消化管への負担がやや少ない 🙂
主食	穀類	ごはん，おかゆ うどん，そうめん 冷麺 お餅 生麩	そば，中華麺，焼麩 食パン，コッペパン イングリッシュマフィン ベーグル，ナン
主菜	豆類	豆乳，木綿豆腐，絹ごし豆腐 ソフト豆腐，焼豆腐，納豆 ゆであずき（缶詰），こしあん 湯葉	油揚げ，生揚げ がんもどき きなこ（少量）
	魚介類	めかじき，かつお，たら，ほっけ，うに すずき，きんめだい，いとより かじきまぐろ，マグロの赤身 かまぼこ，はんぺん，しらす	あじ，あなご，いわし，うなぎ さば，さけ，さんま，にしん，ぶり はまち，かつお，まぐろ
	肉類	鶏肉 （ささみ，むね，皮なしもも）	牛肉・豚肉（もも，ヒレ，かた） 鶏肉（皮ありもも）
	卵類（調理法）	生卵，目玉焼き 卵焼き，温泉卵 オムレツ 茶碗蒸し かき卵汁	かたゆで卵

い食品含めバランスのよい食事　**狭窄**　常に消化管への負担が少ない食品

消化管への負担が大きい	注意点！
玄米，麦ごはん，胚芽米，全粒製品 ライ麦パン，調理パン，レーズンパン メロンパン，クロワッサン，揚げパン デニッシュ，焼きそば 即席麺（カップ麺など） ホットケーキ，とうもろこし	**活動期** **狭窄** 玄米などの全粒製品，麦ごはん，とうもろこしなどを控えましょう **共通** 菓子パンや中華麺のスープは脂質が多いので注意しましょう
あずき（全粒），いんげん豆 えんどう，そらまめ 大豆（豆腐・納豆以外） ひよこ豆，緑豆	**活動期** **狭窄** 消化が悪い食品は避け，油揚げや生揚げなどは油抜きして絞りましょう **寛解期** 少量から試し徐々に量を増やしていきましょう
いか，えび，かに たこ，たらこ，貝類	**活動期** 脂の少ない白身魚を選びましょう
牛肉・豚肉 （ロース，サーロイン，バラ，ひき肉） 加工肉（ソーセージ，ハム，ベーコンなど），ラム肉	**活動期** 鶏肉を中心に油を控えた調理をしましょう **寛解期** 食べ過ぎに注意しましょう
	共通 卵は1日に1～2個以内にしましょう

食 品 一 覧 表

活動期 消化管への負担が少ない食品中心　　**寛解期** 消化管への負担が大き

		消化管への負担が少ない	消化管への負担がやや少ない
副菜	いも類	じゃがいも さといも ながいも はるさめ	さつまいも，焼き芋，大学芋 こんにゃく
	野菜	かぶ，かぼちゃ，カリフラワー きゅうり，こまつな，しゅんぎく だいこん，たまねぎ，チンゲンサイ トマト，なす，にんじん，はくさい ピーマン，ブロッコリー，レタス ほうれんそう	アスパラガス，オクラ，キャベツ， さやいんげん，にら，れんこん
	きのこ類		
	海藻類	のりの佃煮	焼きのり
果物	果実類	バナナ，すいか，もも，りんご なし，ぶどう，フルーツ缶詰 （みかん・もも・りんご・洋なし）	みかん類，オレンジ，グレープフルーツ さくらんぼ，レモン，ライム，いちご キウイフルーツ，メロン パインアップル アボカド

い食品含めバランスのよい食事　狭窄　常に消化管への負担が少ない食品

消化管への負担が大きい	注意点！
フライドポテト ごま豆腐	活動期 狭窄 皮をとり裏ごししましょう
えだまめ，グリーンピース かんぴょう，ごぼう，しょうが セロリ，たけのこ，にんにく	活動期 狭窄 皮や種，茎や繊維質の部分をとり除き，繊維質なものは細かく刻み，やわらかくゆでましょう 寛解期 少量から試し，徐々に量を増やしていきましょう
えのきたけ，きくらげ，しいたけ しめじ，なめこ，まいたけ マッシュルーム	活動期 狭窄 きのこ類は避けましょう 寛解期 少量から試し，徐々に量を増やしていきましょう
こんぶ（出汁以外） ひじき，わかめ	活動期 狭窄 消化が悪い食品は避けましょう
	活動期 皮や種をとり除きましょう

食品一覧表

活動期 消化管への負担が少ない食品中心　寛解期 消化管への負担が大き

		消化管への負担が少ない 😊	消化管への負担がやや少ない 🙂
種実	種実類		くり
乳製品	乳類	低脂肪・無脂肪乳製品 （牛乳，ヨーグルト）	成分無調整乳製品 （牛乳，ヨーグルト） カッテージチーズ リコッタチーズ
菓子・嗜好飲料	砂糖・甘味料類	砂糖，はちみつ メープルシロップ	
	菓子類	低脂質のゼリー，水羊羹 大福餅，もなか，柏餅 今川焼き，きんつば 串団子，ういろう	おはぎ，どら焼き，甘納豆
	嗜好飲料類	水，麦茶 玄米茶，番茶 果肉の含まれない ジュース	ほうじ茶，ウーロン茶 煎茶，抹茶，紅茶 果肉入りジュース
調味料	油脂類		アマニ油，エゴマ油 オリーブ油 なたね油 （キャノーラ油）
	調味料・香辛料	味噌，醤油，ソース	

い食品含めバランスのよい食事　狭窄　常に消化管への負担が少ない食品

	消化管への負担が大きい	注意点！
	アーモンド，カシューナッツ ごま，ピスタチオ ヘーゼルナッツ ピーナッツ，くるみ，落花生	活動期 控えるか，ゆでてつぶして使いましょう 寛解期 少量から試し，徐々に量を増やしていきましょう
	その他のチーズ 生クリーム カスタード アイスクリーム	寛解期 飽和脂肪酸が含まれるのでとりすぎに注意しましょう 共通 乳糖不耐症の場合は乳製品は避けましょう
	スナック菓子，チョコレート ケーキ・マフィンなどの洋菓子 ワッフル，カステラ，月餅 あんまん，かりんとう，揚げせんべい	共通 洋菓子は脂質が高いので注意しましょう
	炭酸飲料，コーヒー アルコール類	共通 カフェインを含む飲み物やアルコールは飲みすぎに注意しましょう
	バター，マーガリン サラダ油，ごま油 ラード ショートニング	活動期 なるべく油の少ない調理をしましょう 寛解期 主にオリーブ油やなたね油を調理に使いましょう
	香辛料，唐辛子，ラー油 からし，わさび マヨネーズ，ドレッシング 市販のタレ類	共通 刺激の強い食品はとりすぎに注意しましょう

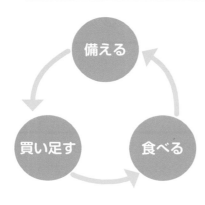

備える → 食べる → 買い足す

災害時の食事

災害時は物流が遮断されることも多く，しばらくの間，食品を購入することが難しくなる可能性があります。その対策として，特別なものを用意するのではなく，普段の生活で利用している食品を少し多めに備える方法が推奨されます。

ここでは，IBD 患者さんが災害時に備えて日常的に買い足しておくべき食品をチェックリストにしましたので，いざというときのために参考にしてください。

● **おなかにやさしい備蓄チェックリスト**（1,800 kcal，3 日分を想定） ●

分　類	備蓄品			3 日分の目安	チェック
主　食	米			95 g（1 膳×6 食分）	
	パン（フランスパン，食パンなど）			120 g（食パン 6 枚切り）×2 食分	
	乾麺（うどん，素麺，冷麦など）			70 g（1 食分）	
主　菜	肉　類		鶏ささみ，むね肉　*要冷蔵	50 g（1 本）	
			焼き鳥缶	50 g（1 缶）	
	魚　類		魚の切り身　*要冷蔵	70 g（1 切れ）	
			魚の缶詰，水煮	160 g（2 缶）	
			練り製品（かまぼこ，ちくわ，はんぺんなど）*要冷蔵	60 g（1 袋）	
	大豆製品		絹・木綿豆腐　*要冷蔵	50 g（1 袋）	
			凍り豆腐	15 g（1 袋）	
			納豆　*要冷蔵	40 g（1 パック）	
副　菜	卵　*要冷蔵			50 g（3 個）	
	いも類			180 g（じゃがいも大 1 個，さつまいも 1/2 個）	
	かぼちゃ			50 g	
	淡色野菜（たまねぎ，だいこんなど）			300 g（玉ねぎ大 1 個，大根 1/3 本など）	
	緑黄色野菜（にんじん，トマトなど）			250 g（にんじん 2 本，トマト中 1 個など）	
果　物	バナナ			400 g（中 4 本）	
	りんご			400 g（小 2 個）	
	もも（缶詰）			100 g（2 切れ）	
その他	無脂肪ヨーグルト　*要冷蔵			100 g（小パック）	
	スキムミルク（脱脂粉乳）			40 g（1 袋）	
調味料	塩			4.5 g（1 本）	
	みそ			24 g（1 袋）	
	しょうゆ			36 g（1 本）	
	砂糖			60 g（1 袋）	
栄養補助食品	エレンタール®，ラコール，エンシェアなど			3 日分	
嗜好品	ゼリー			300 g（3 つ）	
飲み物	水			9 L（500 mL×18 本）	
備　品	保冷剤　*要冷凍			なるべく多く	
	カセットコンロ			1 台以上	
	カセットボンベ			6 本	

〔松本大学 藤岡由美子研究室（2018 年作成）〕

災害時のトイレ対応

地震などの災害が起こり，避難しなければならなくなったとき，IBD 患者にとって最も不安なことがトイレだと思います。

●災害時のトイレの状況と対応

地震などの災害時には断水や停電などにより家庭や公共施設にある水洗トイレが使えなくなることがあります。また避難所などに設置される仮設トイレは東日本大震災時において設置までに 8 日以上かかった地方公共団体が 49％あったとの報告もあります。災害時に水洗トイレや仮設トイレが使えない場合に備えて災害時に活用できるトイレを準備しておきましょう。ここでは手軽で簡単に活用できる携帯トイレについて紹介しますが，このほかに組立式で丈夫なダンボール製簡易トイレもあります。Web サイトで検索してみてください。

携帯トイレとは？

断水などで水の流れなくなった洋式便器や適度な大きさのバケツや容器などにビニールを被せて設置するトイレ袋です。消臭剤などが含まれていることからにおいを防ぎ，排泄物も含めて一般ごみとして捨てられるタイプのものが多いです。

【使い方】

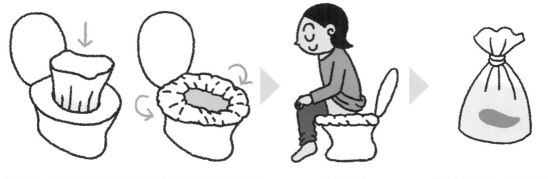

①洋式トイレやバケツなどの適度な大きさのバケツや容器に携帯トイレを設置する。携帯トイレがない場合は黒いビニール袋と凝固・消臭剤を用いる。

②排泄する

③排泄物の入った袋を閉じ，一般ゴミとして捨てる。

> 災害時に不安やストレスを抱えて症状に影響を与えないためにも，普段使っている食品を多めに備えることや災害時のトイレなどを準備しておきましょう。

参考文献
- 首相官邸ホームページ　http://www.kantei.go.jp/jp/headline/bousai/sonae.html
- 特定非営利活動法人日本トイレ研究所，東日本大震災3.11のトイレ―現場の声から学ぶ，2013

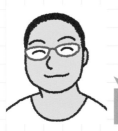

SNSの仲間とともに食事とエレンタール®の工夫
潰瘍性大腸炎になってよかったと思えるまでに

リノさん
（潰瘍性大腸炎・20代女性）

診断の経緯

胃痛が突然はじまり，その後，血便がはじまりました。クリニックに行くと，直腸炎だから大丈夫といわれましたが，徐々に出血量が増え，1年後に潰瘍性大腸炎疑いで5-ASAの治療がはじまりました。確定診断となったのはその4か月後です。確定診断までの1年半で食欲減少から体重は20kg減少，初めての貧血にも戸惑い，これからどうなるのか不安だらけでした。

診断直後の食事

診断前は自分で食事をつくることは少なかったのですが，診断を機に自炊を増やしました。IBDのレシピ本では，野菜の切り方や繊維処理の仕方などが細かく記載されていてとても参考になりました。ただ手の込んだレシピが多かったので自分なりにアレンジしてつくっています。そのほか，患者会で専門医や先輩患者さんに話を聞いたり，行政が行っているさまざまな疾患をもつ人を対象とした栄養相談にも行きました。また主治医にも脂質の総量や乳製品の摂取などわからない点を聞きました。

食事の工夫

たんぱく質源としては，皮をとり除いた鶏のむね肉やささみ，魚，卵，豆腐を中心にとっています。魚はさまざまな種類・調理法で食べています。たまに豚肉や牛肉も食べますが，脂の少ないヒレなどを選んでいます。腸を整える目的で無脂肪のヨーグルトを食べるようにもなりました。途中からカルシウム不足が気になりスキムミルクを混ぜてみたら，コクが出てより食べやすくなりました。野菜は調理が大変なので，一度にたくさんゆで，いろんな味で食べています（ノンオイルのドレッシングやケチャップなど）。調理が面倒なときは冷凍の焼きおにぎりや冷凍野菜を活用しています。

エレンタール

診断前に20kg痩せたこともあり栄養剤を処方されました。エレンタールの味がまずいことは知っていたので「絶対攻略したい！」と思い，いろいろな飲み方を試しました。フレーバーもいろいろ試しましたが，最終的にはヨーグルトフレーバーに落ち着きました。ボトルタイプとパウチタイプでも飲みやすさが異なりました。特にボトルタイプは専用のボトルキャップ（ストロー付）をつけると独特のにおいが気になりにくいので，エレンタールを飲むのが苦手な方におススメです。

IBDの患者さんへメッセージ

診断直後は特に不安だらけだと思います。でも決して一人ではありません。主治医の先生が忙しそうで話しにくいこともあると思いますが，疑問や悩みをぶつけてみてください。私が病院で働いていた経験からも，きっと医師は患者さんの話を聞きたいと思っています。話したことで，治療が変わることもありえます。また外来の場合，医師に質問や悩みなどを書いたメモを読んでもらうこともおススメです。患者会・オフ会に行けば，同じ病気の仲間と会えます。「こんな工夫してきたよ」という経験談を聞くことで，明日からの生活が劇的に変わるかもしれません。さまざまな情報源やサポートをうまく活用して，生活上の不安を減らし，IBDとうまく付き合っていく自分なりの方法をぜひ見つけてみてください。いつの日かIBDが完治する治療法が見つかることを願っています。

以下に紹介するのは IBD ネットワークに登録する患者会のうち，みなさんの加入をお待ちする患者会の一覧です。以前の私たちがそうであったように，自分一人で病気を悩んでいる方に，私たちの存在をお知らせします。

会名称	連絡先
北海道 IBD	〒 062-0933　北海道札幌市豊平区平岸 3 条 5 丁目 7-20 りんご公園ハウス 308　E-Mail：h-ibd@khc.biglobe.ne.jp　HP：http://hokkaidoibd.starfree.jp/
IBD 宮城（炎症性腸疾患友の会）	E-Mail：contact1@ibdmiyagi.org　HP：https://ibdmiyagi.org/
IBD ふくしま	E-Mail：fscc@luck.ocn.ne.jp　HP：http://fscc.web.fc2.com/
IBD-NIIGATA	E-Mail：ibd_niigata@yahoo.co.jp
ちば IBD	E-Mail：chiba_ibd@yahoo.co.jp　HP：https://www.chiba-ibd.com/
群馬 IBD 友の会	E-Mail：gunma-ibd@wing.ocn.ne.jp
埼玉 IBD の会	E-Mail：contact@saitama-ibd.org　HP：http://www.saitama-ibd.org
いばらき UCD CLUB	E-Mail：info.iucdclub@gmail.com　HP：http://blog.livedoor.jp/ibarakiucd/
TOKYO・IBD	E-Mail：chiro@mtj.biglobe.ne.jp　HP：http://www5a.biglobe.ne.jp/〜IBD/
かながわコロン	E-Mail：k-colon@kanagawa-colon.com　HP：http://kanagawa-colon.com/　備考：UC
かながわ CD	E-Mail：kcd@kanagawacd.org　HP：http://www.kanagawacd.org/　備考：CD
富山 IBD	E-Mail：yukity-mayuty-1997@nifty.com　HP：https://blog.goo.ne.jp/toyama-ibd-2012
いしかわ IBD 結の会	E-MAIL ibd@yuinokai.info　HP：http://yuinokai.info/
西部 CD クラブ	E-Mail：j0331915y-sugita@wh.commufa.jp　備考：CD
岐阜ちょう会	〒 509-0106 岐阜県各務原市各務西町 4-159　足立時男 方
名古屋 IBD	E-Mail：nagoyaibd2@yahoo.co.jp　HP：http://nagoyaibd.g2.xrea.com/
みえ IBD	〒 510-0016　三重県四日市羽津山町 10-8　四日市羽津医療センター内　E-Mail：mieibd.com@gmail.com　HP：https://mieibd.jimdofree.com/
大阪 IBD	E-Mail：k.miyoshi.osakaibd@gmail.com　HP：https://osakaibd.xvoj.com/
神戸 CD 萌木の会	HP：http://www.eonet.ne.jp/˜moegi/
姫路 IBD	E-Mail：toki@mh1.117.ne.jp　HP：www.nanbyou.net/himeji/
藍の葉会（島根）	〒 698-0007 島根県益田市昭和町 13-1　益田保健所　医事難病支援課　☎ 0856-31-9549
九州 IIBD フォーラム 福岡 IBD 友の会	E-Mail：ibdfukuoka@yahoo.co.jp　HP：https://www.facebook.com/fukuokaibd/
くるめ IBD 友の会	〒 839-0865 福岡県久留米市新合川 2-2-18　くるめ病院内　くるめ IBD 友の会　事務局　E-Mail：kurume@uproad.ne.jp　HP：https://uproad.ne.jp/kurume/
九州 IIBD フォーラム 佐賀 IBD 縁笑会	〒 849-0932　佐賀県佐賀市鍋島町八戸溝 2164-3　難病サポートあゆむ内佐賀 IBD 縁笑会事務局　E-Mail：kazu-ibsi5@po1.people.-i.ne.jp　HP：https://9-ibd.net/（九州 IBD フォーラム）
九州 IIBD フォーラム 大分 IBD 友の会	E-Mail：aruwatt5010@bun.bbiq.jp　HP：https://oitaibd.blog.fc2.com/
九州 IBD フォーラム チョウチョウ会	E-Mail：cyoucyou_kai@hotmail.co.jp　HP：https://9-ibd.net/（九州 IBD フォーラム）
九州 IIBD フォーラム 長崎 IBD 友の会	「your ZEAL（ユアジール）」〒 852-8104 長崎県長崎市茂里町 3-24 福祉センター県棟 2F　E-Mail：info@nagasaki-nanbyou.gr.jp　HP：https://9-ibd.net/（九州 IBD フォーラム）　https://nagasaki-ibd-yourzeal.jimdofree.com/（長崎 IBD 友の会）
九州 IIBD フォーラム IBD 宮崎友の会	E-Mail：snow03110416@gmail.com　　　　　HP：https://9-ibd.net/（九州 IBD フォーラム）
九州 IBD フォーラム 熊本 IBD	〒 862-0971 熊本市中央区大江 3-2-55　(医)高野会　大腸肛門病センター高野病院内患者支援センター　E-Mail：kumamoto.ibd@gmail.com　HP：https://9-ibd.net/（九州 IBD フォーラム）
沖縄 IBD	〒 900-0004　沖縄県那覇市銘苅 2 丁目 3 番 1 号　なは市民協働プラザ 2 階　なは市民活動支援センター内　沖縄 IBD 行き　E-Mail：okinawaibd@gmail.com　HP：http://okinawa-ibd.ciao.jp/

〔2021 年 6 月現在〕

備考

- 備考に特に記入のない患者会は，病気（UC：潰瘍性大腸炎，CD：クローン病），住所にかかわらず加入を受け付けています。
- 会の活動や年会費などは，HP を参照するか，電子メールまたは返信用切手（94 円）を同封してお問い合わせてください。
- ご存知のように各患者会は患者自身で運営されています。役員といえども専従者ではありません。病気を抱えた状態ですので無理も利きません。そのような事情でご返事まで少々時間をいただくこともありますがご容赦願います。
- 各患者会の連絡先は変更する可能性がありますので，最新情報は IBD ネットワークホームページのお誘い患者会のページでご確認ください。◆ NPO 法人 IBD ネットワーク HP：https://www.ibdnetwork.org/osasoi.html

著者紹介

宮﨑拓郎（公衆衛生学修士，米国登録栄養士）
- 2018年　ミシガン大学公衆衛生大学院公衆衛生学修士栄養科学専攻修了
- 現　在　株式会社グッテ代表取締役

中東真紀（社会学士，管理栄養士）
- 2013年　愛知医科大学大学院医学研究科博士課程単位取得退学
- 現　在　機能強化型認定栄養ケア・ステーション鈴鹿代表
  ナフス株式会社栄養開発室室長
  みえIBD患者会事務局代表

杉原康平（栄養学博士，管理栄養士）
- 2017年　徳島大学大学院栄養生命科学教育部博士後期課程修了
- 現　在　大阪大学免疫学フロンティア研究センター（IFReC）助教

山本隆行（医学博士，消化器外科医師）
- 1989年　三重大学医学部卒業
- 現　在　独立行政法人地域医療機能推進機構四日市羽津医療センター副院長兼IBDセンター長

堀田伸勝（医学博士，消化器内科医師）
- 2014年　東京医科歯科大学医歯学総合研究科博士課程修了
- 現　在　ほりた内科・胃腸内視鏡クリニック院長

下山貴寛（医学士，消化器外科医師）
- 2014年　三重大学医学部卒業
- 現　在　独立行政法人地域医療機能推進機構四日市羽津医療センター外科医員

NDC 493　　143 p　　26 cm

潰瘍性大腸炎・クローン病の今すぐ使える安心レシピ
科学的根拠にもとづく、症状に応じた食事と栄養

2021年 6 月25日　第 1 刷発行
2024年 2 月16日　第 5 刷発行

著　者　宮﨑拓郎，中東真紀，杉原康平，山本隆行，
　　　　堀田伸勝，下山貴寛
発行者　森田浩章
発行所　株式会社　講談社
　　　　〒112-8001　東京都文京区音羽 2-12-21
　　　　　　販　売　(03)5395-4415
　　　　　　業　務　(03)5395-3615

KODANSHA

編　集　株式会社　講談社サイエンティフィク
　　　　代表　堀越俊一
　　　　〒162-0825　東京都新宿区神楽坂 2-14　ノービィビル
　　　　　　編　集　(03)3235-3701

本文データ制作
カバー・表紙印刷　株式会社双文社印刷
本文印刷・製本　株式会社ＫＰＳプロダクツ